瑜 伽

从入门到精通

张斌　姜庆　石碧瑶　编著

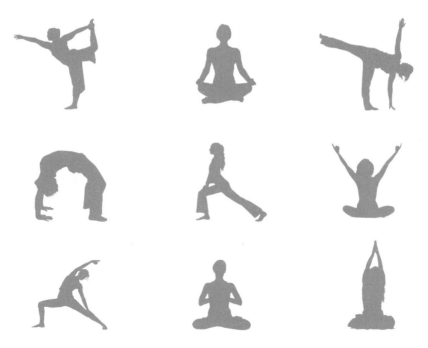

青岛出版社
QINGDAO PUBLISHING HOUSE

图书在版编目（CIP）数据

瑜伽：从入门到精通 / 张斌，姜庆，石碧瑶编著.—青岛：青岛出版社，2016.5
ISBN 978-7-5552-3998-7

Ⅰ.①瑜… Ⅱ.①张… ②姜… ③石… Ⅲ.①瑜伽–基本知识 Ⅳ.①R247.4

中国版本图书馆CIP数据核字（2016）第097636号

书　　名	瑜伽：从入门到精通
	YUJIA: CONG RUMEN DAO JINGTONG
编　　著	张　斌　姜　庆　石碧瑶
出版发行	青岛出版社
社　　址	青岛市海尔路182号（266061）
本社网址	http://www.qdpub.com
邮购电话	0532-68068091
策划编辑	刘海波　周鸿媛
责任编辑	曲　静
封面设计	尚世视觉
照　　排	青岛艺鑫制版印刷有限公司
印　　刷	晟德（天津）印刷有限公司
出版日期	2021年7月第2版　2021年7月第7次印刷
开　　本	16开（710mm×1010mm）
印　　张	12
字　　数	200千
图　　数	550幅
书　　号	ISBN 978-7-5552-3998-7
定　　价	29.80元

编校印装质量、盗版监督服务电话：4006532017　0532-68068050

陈列类别：健身美体类　时尚生活类

目录 *contents*

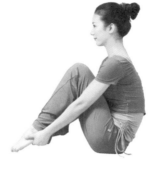

第二章
美颜瑜伽

第三章
塑形瑜伽

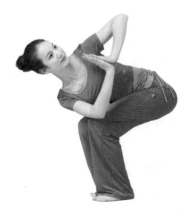

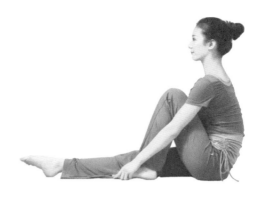

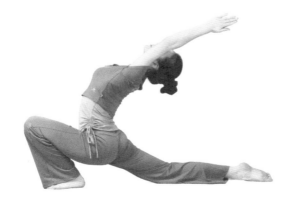

第四章
养生瑜伽

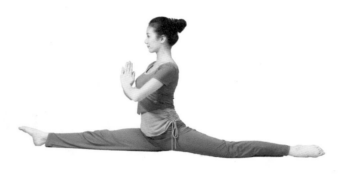

第一章

瑜伽基础知识

　　瑜伽（yoga）一词来自梵文，意为连接、接合，它倡导的是一种"身心合一"的运动方式和生命理念。瑜伽拥有一套完整的体系，包括瑜伽饮食观、瑜伽体式、瑜伽呼吸法、瑜伽冥想、瑜伽放松术等等。通过练习瑜伽，不仅能塑造优美的形体，更能让身、心达到高度的和谐与统一。

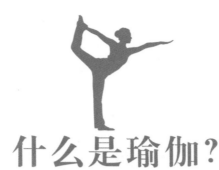

什么是瑜伽？

"瑜伽"一词，在古代印度梵文里是指"把马套在马车上"，引申为"连接"或者"接合"。意思是说，人的六根——眼、耳、鼻、舌、身、意，因为受到外界的诱惑而盲目攀缘，如果能将其牢牢系于心灵上，并通过八个阶段的练习予以净化，就能够达到身心健康。

在五千年前，印度高僧们为求融入心神合一的佛法最高境界，经常隐居于深山森林中，远离尘嚣，静坐参禅，冥思佛法。在长期单一宁静的生活中，僧人们观察山林生命，从中领悟到了不少大自然的奥妙和生态法则，他们将自然界的生态法则借鉴到人的身上，从而逐步地去感应身体由内而外发生的微妙变化。于是僧人们渐渐领悟并懂得了与自己的身体对话，从而明白了如何探索自己身体的奥妙，以达到修身养性、清洁身心的境界。于是他们开始研究针对健康的维护和调理方法，以及疾病、创痛的医治方法。经过几千年的钻研和归纳，人们逐步整理出了一套完整、实用的理论用于调节身体、清净心绪，这就是瑜伽。

瑜伽不仅是一种运动，更是一种文化。Yoga一词，是从印度梵语yug或yuj而得，是一个发音，它的意思是"连接""接合"。而瑜伽就是一种提升自我意识修行，帮助人们充分发挥潜能的运动体系。瑜伽通常运用古朴而易于掌握的动作，帮助人们改善净化生理、心理、情感和精神，是一种可以让身体、心灵与精神达到和谐统一的运动方式。古印度人讲究人与天合一，相信心灵能与上天沟通，于是他们将各种瑜伽修炼方法融入日常生活并奉行不渝：道德伦理、稳定清醒的头脑、宗教性的观念与责任、无欲无求的淡然和冥想。

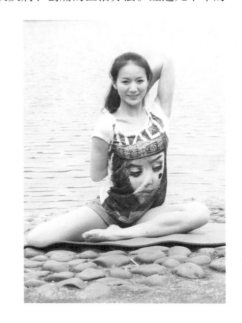

零伤害瑜伽修炼要点

与一般剧烈运动相比，瑜伽练习中受伤的可能性很小。但如果不多加注意，仍然有可能让身体受到伤害。将下面这些注意事项牢记于心，并将其落实在每一次瑜伽练习中，零伤害就能轻松实现，而且还能收到事半功倍的锻炼效果。

瑜伽练习前后的饮食习惯

一般说来，瑜伽练习前一小时不宜进食，如果实在饥饿难耐，可以在练习前半小时补充一些流质、易消化的食物，如粥、面条等，但也不宜过量。练习完毕后，可及时补充一杯白开水或酸奶、蜂蜜水、果汁等饮品，帮助身体补充能量和运动中流失的水分。吃饱饭后不宜立即练习瑜伽，因为短时间内，食物没有被消化完，此时练瑜伽容易增加肠胃负担，引起肠胃不适，导致呕吐或眩晕现象。

练完瑜伽半小时后再洗澡

刚练完瑜伽就迫不及待地洗澡，是很多练习者容易犯的一个错误，正确的做法是练习瑜伽后休息半小时，待身体安定下来后再洗澡。之所以不能立刻洗澡，是因为经过一系列的瑜伽体式练习后，能量仍均匀地在身体的各个部位流动穿行，身体的温度也比平时略高一些，立刻洗澡会引发身体温度的变化，容易破坏身体的正常机能，导致免疫力下降。不过，可以选择在练习前洗一个澡，然后休息20～30分钟，这样能让身体变得更加洁净和轻松，减轻肌肉的紧张，帮助身体获得舒张。

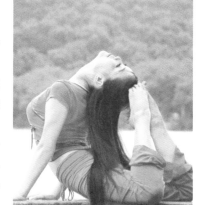

空调房里不宜练习瑜伽

练习瑜伽最好在阴凉、通风的环境中，可以选择空间足够大、干净舒适的房间练习，也可以在露天场所，如花园、草坪等开阔地练习，但要避开大风、寒冷、阳光强烈或空气比较污浊的时候。需要注意的是，不要选择在空调房里练习瑜伽。一是因为瑜伽是一项有氧运动，空调房内往往氧气不足，会影响练习效果；二是因为练习时人体的毛孔处于完全张开的状态，如果空调的冷气袭入身体，很容易引起感冒。此外，皮肤在空调房内会呈现缺水状态，时间长了会减弱排汗功能，不能达到排毒的效果。

由易到难，循序渐进练习瑜伽

瑜伽体式很多，可以按照难度等级，由易到难、循序渐进地练习。初学者不要急功近利，妄想一两次或者短时间内达到锻炼效果，或者希望自己一下子就完成高难度的体式，这些想法都是错误的。每个人的体能和体质都不一样，练习时一定要量力而行，先做到自己的极限位置，然后再慢慢向标准动作靠拢，循序渐进地提升自己的能力。要记住，瑜伽是一项长期的运动，需要坚持不懈的练习。同时，应把它当成是个人的修炼，不要盲目和人攀比。

不同身体状况必知的禁忌

针对不同的身体状况，练习瑜伽时也要牢记一些禁忌。患有慢性疾病或者手术过后处于恢复期的人，练习瑜伽之前，最好先咨询医生，然后在瑜伽教练的指导下练习。高血压、低血压患者，头部或颈部受过伤害的人，不适合做头下脚上的倒立动作。孕妇练习瑜伽要在教练指导下进行，凡压迫到腹部的体式都要避免，产前三个月要停止练习。女性在经期练习瑜伽能稳定情绪，减缓痛经，但在经期头两天最好只做静坐或冥想呼吸的练习，经后期也不要做大幅度的动作，避免倒立、反转和过分挤压腹部的体式。

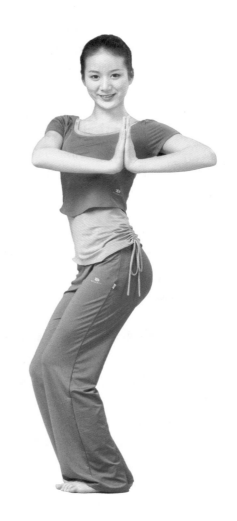

练习瑜伽必备道具

练习瑜伽所需的条件是非常简单的，但也需要准备一些专属的道具。这些道具既能增加练习的情趣，又能帮助练习者完成较高难度的动作，让动作更加标准，减少运动时受伤的可能性。

瑜伽绳

瑜伽绳又叫瑜伽伸展带，在练习一些拉伸肢体的动作时会用到，如牛面式的练习。瑜伽绳能帮助拉伸筋骨和韧带，待身体柔韧性增强后，再逐步增加练习难度。

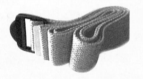

瑜伽垫

有很多瑜伽体式是从躺姿、跪姿开始的，如果在硬地板上练习，容易发生运动伤害。在地板上铺上一款厚薄适中、防滑性能好的瑜伽垫，能防止脊椎、脚踝、膝关节等部位被碰伤，还能帮助身体更好地完成动作。

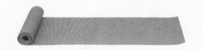

瑜伽砖

对于初学者和身体柔韧性不够好的人来说，瑜伽砖是一个好帮手。在练习难度较高的动作如骆驼式时，可以在双脚旁边各放置一块瑜伽砖，上半身向后弯曲时，双手直接扶住瑜伽砖，这样能减少身体弯曲的幅度。借助瑜伽砖，将身体的柔韧性逐步提高，渐渐就能将动作完成得更加精准和到位。

瑜伽球

瑜伽球的用法有很多，可以向上举增加手臂力量，也可以压在身体下方辅助支撑身体，还可以双腿夹球向上举，能增添锻炼的趣味性。瑜伽球柔软有弹性，能在一定程度上避免肌肉拉伤。此外，借助瑜伽球也能起到降低动作难度的作用，如练习舞王式时，将球放在身体前方半米处，手扶住瑜伽球，能帮助身体保持平衡。

练习瑜伽的服装

瑜伽服作为一种独立服饰，已经远远超越了普通运动服装的概念，成为全球时尚浪潮的热门词语。许多运动品牌推出了兼具舒适性与时尚感的瑜伽服。在国外，有不少热爱运动、紧跟时尚的女性把瑜伽服当作休闲服，穿着它去逛街购物甚至上课、上班。

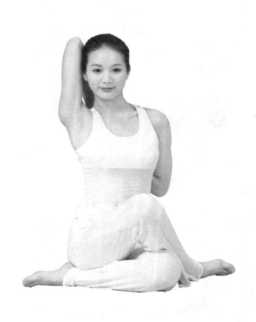

由于瑜伽运动最注重身体的柔韧性，因此瑜伽服的设计与剪裁以修身为主，设计师们会特意选取极富弹性、手感柔软顺滑的面料。瑜伽服通常有背心、中袖上衣、长裤及外套等类型，其袖口、裤脚常有松紧或绑带式的设计，舒适而利落的剪裁配以时尚感十足的印花几何图案，令瑜伽练习不仅是身心的舒展，更是一种视觉的享受。

选择瑜伽服的上衣最重要的是根据自身气质来选择。瑜伽讲求的是灵性，体悟的是舒适，感受的是禅趣。因此，在选购瑜伽上衣时，只要多注重一些细节，如颜色的搭配和剪裁等，就能选出符合您独特气质的服装。

至于瑜伽裤，可以选择抽绳宽松长裤，也可以选择具有运动风格的针织休闲裤，这样既可以在居家环境中穿着又可以在练习瑜伽时穿着，一举两得。此外，还可以选择棉麻布料的裤子。时下流行的七分裤、五分裤都是瑜伽裤不错的选择，既柔软舒适又具有度假风，可以展现出您时髦摩登的一面。

在做瑜伽练习时切忌穿塑形内衣；身上也不要佩戴任何装饰物；只要不是太凉，最好别穿袜子，就算穿也要选择防滑的袜子。

瑜伽呼吸法

常用的瑜伽呼吸法分为三种：腹式呼吸、胸式呼吸和完全式呼吸。在进行瑜伽体式练习时，可以任意选择一种呼吸法进行调息。单独练习瑜伽呼吸法时，最好找空气清新、通风性较好且空旷的地方，练习时将吸气和呼气比例保持在1:2左右，有助于将体内浊气更好地排出。

1 腹式呼吸

/功 效/

● 通过腹腔压力的改变来增强消化道的消化、吸收功能，帮助排出体内毒素。

● 锻炼下腹部的肌肉，消除堆积在腹部的多余脂肪和赘肉。

/步 骤/

● 第1步 取简易坐姿，端坐在垫子上，左手放在左膝上，右手轻轻放在腹部，感知腹部的起伏变化。吸气时，用鼻子将空气深深吸入肺的底部，随着吸气的加深，胸部和腹部之间的横隔膜跟着下降，小腹像气球一样向外鼓起。

● 第2步 呼气时，小腹朝着脊柱方向收紧，横隔膜便会自然升高，肺部的废气也就跟着排出体外。

贴心提示

腹式呼吸是最基本也是最常用的瑜伽呼吸法，除了在练习瑜伽体位时采用，日常生活中也可以经常使用。

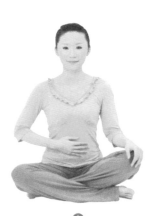

❶

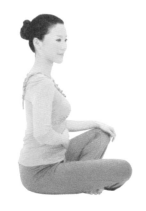

❷

胸式呼吸

/功 效/

- 有助于增强胸腔的活力与耐力,将体内废气排出体外,净化血液。
- 增加供氧量,缓解精神压力。

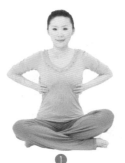
①

/步 骤/

- 第1步 取简易坐姿,腰背挺直坐在垫子上,双手放在胸部下方。用鼻子慢慢将空气吸入整个胸部区域,感觉胸部正向外扩张,同时肋骨也向外、向上扩张,腹部保持不动。
- 第2步 呼气,慢慢将体内废气呼出体外,胸部向内恢复正常,肋骨向下回落并向内收。

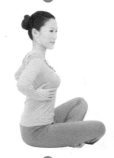
②

 完全式呼吸

/功 效/

- 增加氧气的吸入量,使肺活量增大,促进消化功能,提高肠道蠕动力,有利于排出体内毒素。
- 提高人体免疫力,增强体力,减少患咽炎、支气管炎、哮喘等呼吸系统疾病的概率。

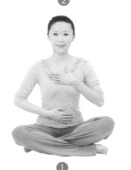
①

/步 骤/

- 第1步 取简易坐姿,盘坐在垫子上,将左手放在胸部,右手放在腹部。吸气,使腹部向外鼓起,然后继续吸气,尽量将胸部吸满,双手能感觉到胸部和腹部在扩张。
- 第2步 慢慢呼气,先放松肩膀和胸部,吐出部分废气,再放松腹部,尽量向内收缩腹部肌肉,彻底排出剩余废气。

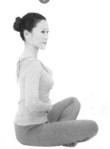
②

三大瑜伽冥想法

"冥想"在瑜伽中有"警觉"的意思，是一种调节心绪的方法。冥想是一种思考方式，通过冥想与自我潜意识的沟通可以达到减压和心灵美容的目的。瑜伽当中的冥想就如同面对一个湖：若湖面平静、湖水清澈，则湖底可见；若湖面动荡、波涛汹涌，那就什么也看不到了。思维也是如此，只有当思维平静时，才能看到和感受到内心的平和与宁静。

观呼吸

您可以把专注力放在平稳且深长的呼吸上，慢慢地缩小注意力范围，可将注意力集中在某处，如鼻尖或是鼻尖外那一小块，并均匀地吸气、吐气。仔细去体会每个吸吐之间的变化，其他则什么都不需要去考虑。

观外物

您也可以半闭眼睛，适当放松，把余光集中在眼前约一尺之遥的定点上，视线的焦点可以是一张图，也可以是一盏烛光。尽量选择一些有利于精神集中的物品，越单纯越好，色泽尽量单一、简洁、明快，以免分心。可注视它一阵子后，缓缓地把眼睛合上，心中仍想着那个单纯的影像，依旧保持着平顺的呼吸。

内观

内观可以看到内心深处更深层的地方，除了上面介绍的观呼吸外，还能专注在第三眼、喉轮、心轮等多处。若心中有什么杂念产生，仍旧回来观想内视的定点，不要让注意力就此分散掉，始终保持静心安宁的状态。

冥想的时间不宜太长，尤其是初学者，能专注地冥想5分钟已非常有成效，急于求成反而适得其反。等到适应和熟悉冥想方法之后，再慢慢拉长每次冥想的时间。不过，要提醒的是，我们虽观在想某处，但身体和心情是要绝对放松的，不要不自觉地皱着眉或握着拳，要尽量放松自己的面部。

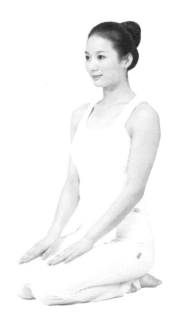

瑜伽基本体式

瑜伽体式多达84000多种，大多数都是模仿大自然中的动物或植物而成，如虎式、鹰式、猫伸展式、树式等。在众多的体式中，基本姿势有站姿、坐姿、躺姿及蹲姿等。许多难度稍高的瑜伽体式都是经基本体式演变而来的，所以想要成为瑜伽高手，就必须练好基本功。

瑜伽站姿——山式

/功 效/

• 有助于促进脊柱的健康，行血散瘀，对腹直肌群和肠道有益，有助于缓解便秘。

贴心提示

山式站姿是瑜伽最基本的站姿，做此动作时，注意力要集中，以保持平衡。

/步 骤/

• 第1步　挺直腰背站立在垫子上，双腿并拢伸直，两脚跟和两大脚趾靠拢在一起，同时伸展所有的脚趾，平贴在地面上，双手自然垂放在身体两侧，调匀呼吸。

• 第2步　深呼吸，收腹，挺胸，紧臀，并且让脊柱一节一节地向上伸展，颈部放松，双肩下沉，将身体重量分布在两脚掌上，感受脊柱的拉伸。

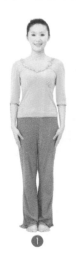

❶

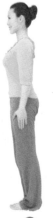

❷

2 瑜伽坐姿——简易坐

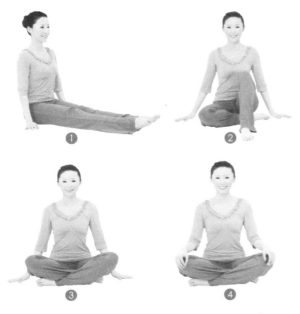

/步 骤/

- **第1步** 挺直腰背坐在垫子上，双腿向前并拢伸直，双手放在身体两侧，收紧下巴。
- **第2步** 向上弯曲左腿，左脚掌着地，然后弯曲右小腿，将右脚放在左大腿下方。
- **第3步** 弯曲左小腿，将左脚放在右大腿下方。
- **第4步** 双手放在膝盖处，眼睛平视前方，保持姿势10分钟，然后慢慢放松双脚。

3 瑜伽坐姿——雷电坐

/步 骤/

- **第1步** 跪立在垫子上，大腿与小腿垂直，双膝并拢，上半身保持直立，双臂在身体两侧自然下垂，小腿前则和双脚脚背平贴在垫子上，调整呼吸。
- **第2步** 让两脚大脚趾稍稍交叠，两脚跟略微分开，臀部落在两脚掌之间，两臂自然放松，双手轻轻放在两大腿上，保持动作约5分钟或更久。

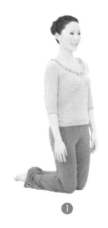
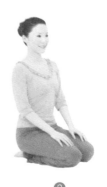

4 瑜伽坐姿——莲花坐

- 第1步 挺直腰背坐在垫子上，双腿向前并拢伸直，双手自然放在身体两侧。
- 第2步 左腿伸直不动，弯曲右腿，将右脚放在左大腿根部之上，脚跟抵住左侧小腹。
- 第3步 弯曲左腿，将左脚放在右大腿根部之上，左脚跟抵住右侧小腹，双手扶住两膝盖。保持3~5分钟。

贴心提示

　　莲花坐是瑜伽坐姿中最难的一种，初练者不容易做到，可以先练习其他坐姿，有一定基础后再练习此坐姿。每次练完后，松开双腿，按摩双膝、双踝和腿部，避免出现酸痛感。

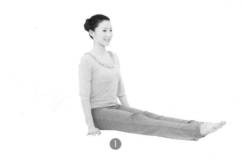

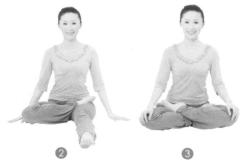

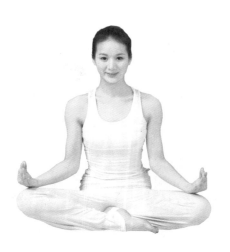

5 瑜伽手印

　　练习呼吸时，双手可以采用特定的手势——手印，以使沉思静坐时，能量能更好地流转。瑜伽最常用的手势叫智慧印（Gyan）。

/步 骤/

　　在拇指之下屈食指，食指指尖抵在大拇指根部，其余三指自然伸展开。

瑜伽基础热身

在正式练习瑜伽体式之前，先进行5~10分钟的基础热身运动，能有效改善身体末端的血液循环，让身体各部位和关节变得柔软、更富有弹性，从而让身体更加轻松自如地完成各种瑜伽体式，减少受伤的可能性。

颈部旋转活动

/功 效/

● 可以缓解颈部的僵硬感，减少颈椎疼痛，并预防颈椎病。

● 提前活动颈部，可以避免颈部在瑜伽体式练习过程中受伤。

/步 骤/

第1步 挺直腰背坐在垫子上，弯曲左膝，将左脚放在右大腿内侧，右脚放在左小腿外侧的地面上。双手扶住两膝，吸气，低头，让下巴尽量靠近前胸，拉伸颈部后侧肌肉。

第2步 呼气时头部慢慢回正，吸气时头部尽量向后仰，眼睛看向天花板，拉伸颈部前侧肌肉。

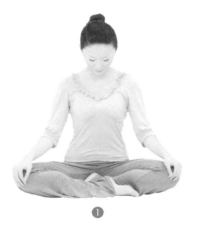

❶

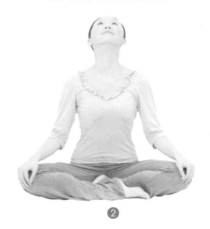

❷

● 第3步　呼气时头部慢慢回正，吸气，头部倒向身体左侧，拉伸右侧颈部肌肉。

● 第4步　呼气时头部慢慢回正，吸气，头部倒向身体右侧，拉伸左侧颈部肌肉。

● 第5步　保持缓慢的呼吸，将前后左右四个点连接，头颈部沿顺时针方向转一圈。

● 第6步　头部回正后，再按逆时针方向匀速且缓慢地转动一圈。

⚠ **注意**
颈部左右旋转时，保持上半身不动。

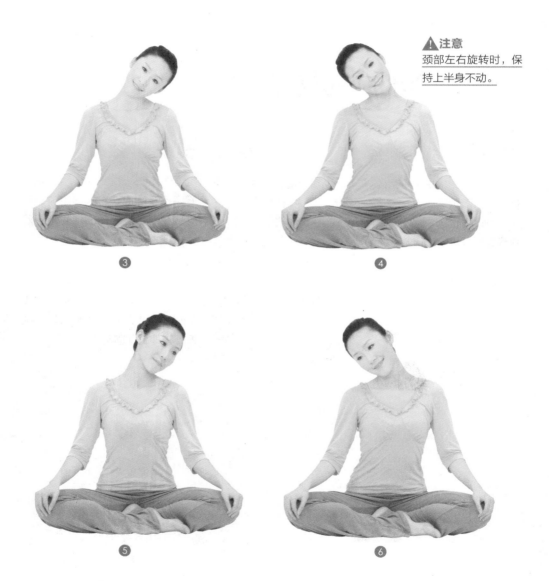

③　④　⑤　⑥

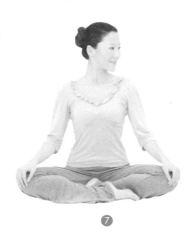

⑦

- **第7步** 肩部不动，头部向左转90度，眼睛看向左肩的方向。保持10秒。

- **第8步** 头部回正后，向右转90度，眼睛看向右肩的方向。保持10秒。

- **第9步** 做完一组动作后活动下脖子，再做一次练习。

贴心提示

　　颈部在旋转过程中要保持匀速，注意幅度不要过大，动作不要过猛，以免颈部受伤。

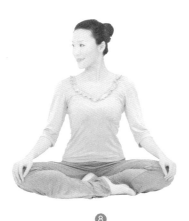

⑧

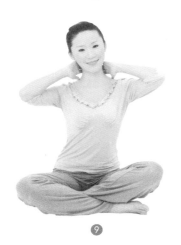

⑨

② 手腕推转活动

/功效/

- 活动腕关节，使手腕动作更灵活。
- 有效消除手腕酸、胀、麻、痛等不适感。

/步骤/

- 第1步　取任意简单坐姿，腰背挺直，双臂在胸前平举，与肩同高。双手手腕向下，指尖垂直指向地面。

- 第2步　翻转手心向上，双手指尖指向天空。

- 第3步　两手臂微微向外分开，向内翻转手腕，双手指尖相对。

- 第4步　双手同时向外180度翻转掌心。

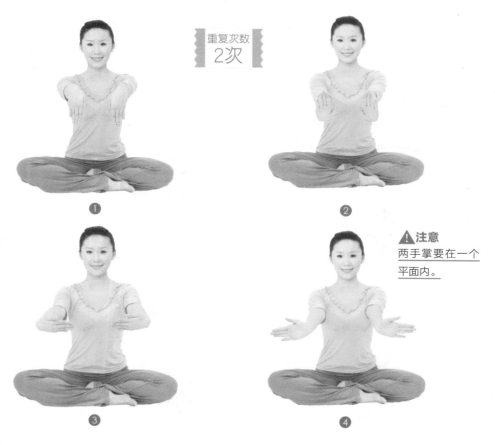

重复次数
2次

❶　❷

❸　❹

⚠️注意
两手掌要在一个平面内。

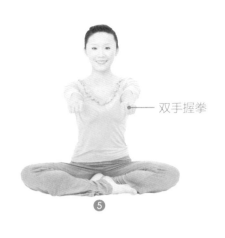

双手握拳

⑤

- 第5步 收回两掌心，双手握拳，双臂在胸前平举不变。
- 第6步 向上翻转手腕，使拳心面向正前方。
- 第7步 慢慢向下翻转手腕，拳心面向身体。
- 第8步 手腕回正，双手同时向外旋转拳头，连续转动20秒。
- 第9步 双手同时向内旋转拳头20秒。动作完成后，用手按摩手腕休息片刻。

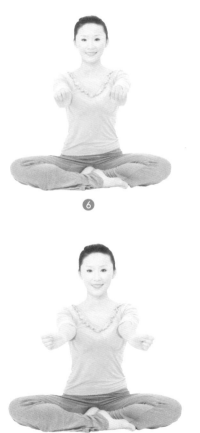

⑥

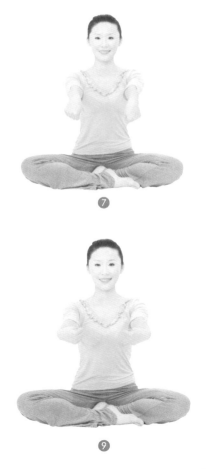

⑦

⑧

⑨

3 # 肩部扩展活动

/功 效/

- 缓解肩部酸痛感和僵硬感，全面放松双肩，同时还能加快肩背部血液循环。
- 让双肩充分活动，利于瑜伽体式的练习。

/步 骤/

- **第1步** 取简易坐姿，腰背挺直，双手指尖轻轻搭在肩部，两大臂与地面平行，眼睛正视前方。

- **第2步** 双手指尖不动，双臂绕至胸前，两手肘相对。
- **第3步** 两手臂带动双肩向上画圈，使肩部打开到最大程度。
- **第4步** 双肘带动双臂从前向后转动，转动时尽量用手肘尖绕最大的圆弧。双臂转动4圈后，再反方向转动4圈。

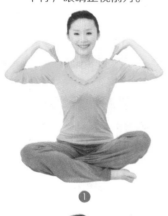

重复次数
3次

① ②

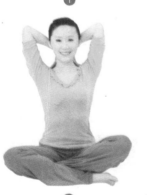

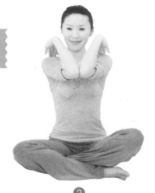

⚠**注意**
用手肘尖尽量绕最大的圆弧。

③ ④

4 手臂旋转活动

/功 效/

● 全面拉伸手臂关节，锻炼手臂肌肉，美化手臂线条。

● 使瑜伽体式中手臂的拉伸动作做得更到位，避免手臂拉伤。

/步 骤/

● 第1步　取简易坐姿，眼睛看向前方，调整呼吸。

● 第2步　吸气，双手离开膝盖，双臂在体前交叉，左手在下，右手在上。

● 第3步　吸气，双手十指交叉相握。

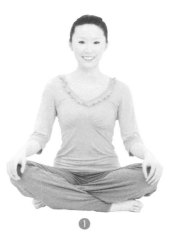

①

重复次数
3次

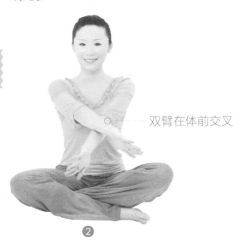

双臂在体前交叉

②

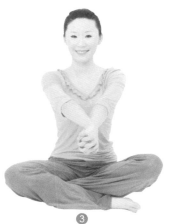

③

小贴士

练习时腰背要始终挺直，手臂旋转的幅度以自己感觉舒适为准，不要勉强。

- **第4步** 呼气，双手十指保持交叉相握，双手带动手腕和手肘慢慢向下翻转，肩部保持自然下沉。
- **第5步** 再次吸气，交握的双手和两小臂以最远的路线向身体方向翻转靠拢。

- **第6步** 呼气，双手由内向上翻转至胸部正前方。
- **第7步** 两手臂继续向外翻转，直至双臂向前伸直，保持姿势20秒。然后松开双手，轻轻甩动或揉捏手臂。

⚠ **注意**
旋转手臂时背部要挺直。

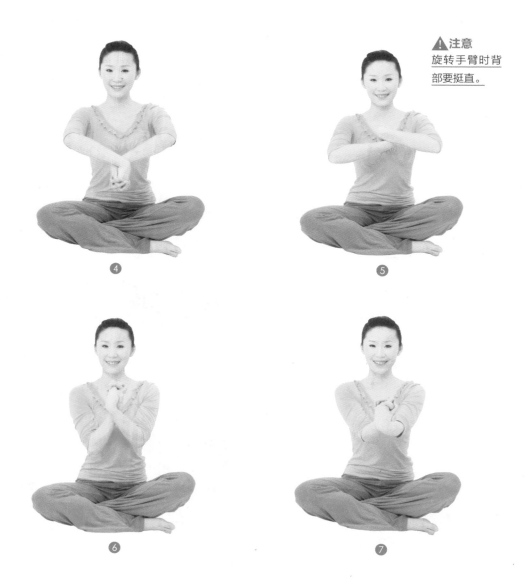

④

⑤

⑥

⑦

腿部前踢活动

/功 效/

● 锻炼双腿柔韧性,消除大腿内侧赘肉。

● 活动膝关节,减少瑜伽体式练习中腿部受伤的可能性。

重复次数
2次

/步 骤/

● 第1步　山式站立,双腿并拢伸直,双手自然垂放在身体两侧,眼睛平视前方。

● 第2步　双手叉腰,左腿伸直不动,右腿向身体正前方伸出,保持姿势10秒。

● 第3步　保持身体直立,右腿尽量向身体正后方伸展,保持姿势10秒。

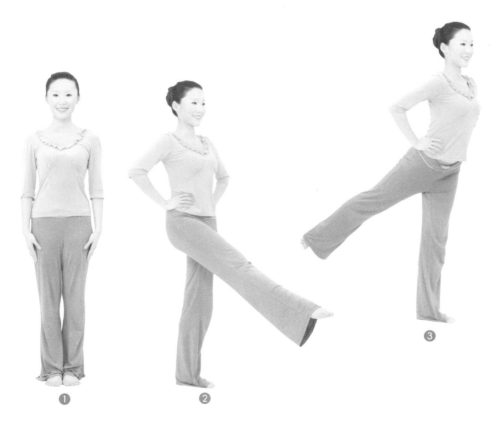

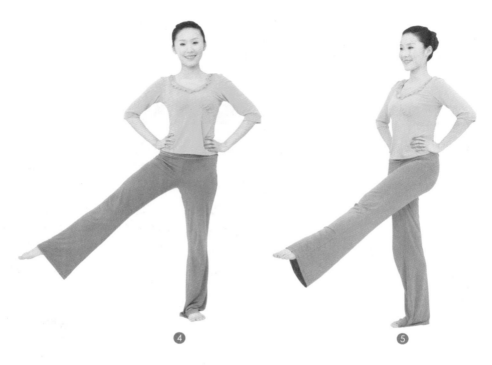

④ ⑤

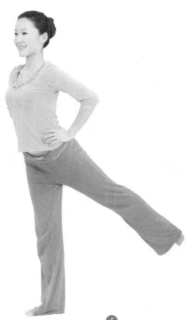

⑥

- 第4步　收回右腿，恢复站立姿势，然后将右腿向身体右侧伸出，保持姿势10秒。
- 第5步　再次收回右腿，换左腿向身体正前方伸出，保持姿势10秒。
- 第6步　向后伸直左腿，拉伸左大腿后侧肌肉，保持姿势10秒。然后将左腿向身体左侧伸出，保持姿势10秒。

小贴士

　　左右腿踢腿方向的顺序可以依照自己的喜好来。若身体平衡性好，可适当延长动作保持时间。

腰腹部扭转活动

/功 效/

● 增强腰部的灵活性、柔韧性，缓解腰部酸痛。

● 挤压按摩腹部，减少腹部多余脂肪，使小腹变平坦。

重复次数
3次

/步 骤/

● 第1步　山式站立，双手放在身体两侧，眼睛平视前方。

● 第2步　双腿分开一肩宽，腰背挺直，双脚脚尖向外打开。

● 第3步　双手在胸前交叉相握，以腰腹部为轴点，双臂带动上半身慢慢向下俯身。

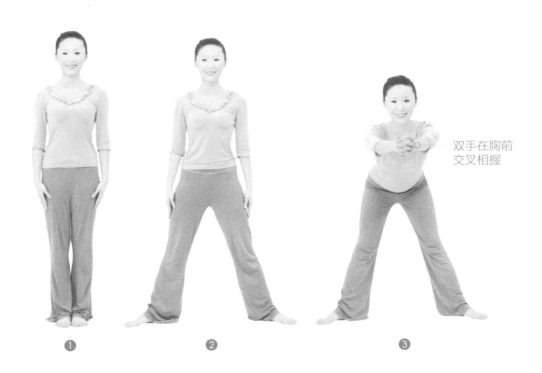

双手在胸前交叉相握

① ② ③

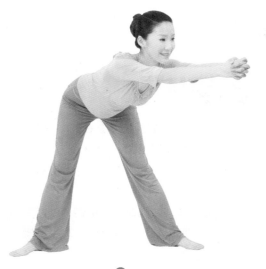

④

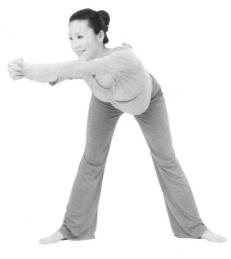

⑤

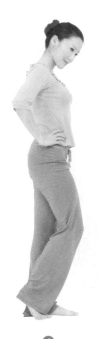

⑥

- 第4步　以腰部为轴，上半身慢慢转向身体左侧，保持姿势10秒。
- 第5步　身体回正后，双臂带动身体再慢慢转向右侧，保持姿势10秒。
- 第6步　直立起上身，松开双手，按摩腰腹部，放松休息。

小贴士

　　腰腹部向左右转动时，速度要缓慢有节奏，不要贪快，以免扭伤。另外，腿部姿势应始终保持不变。

7 脚踝活动

|功效|

● 活动踝关节，放松紧张的脚踝。加快足底和脚踝处血液循环速度，迅速暖身。

● 强健小腿肌肉，避免练习过程中脚踝和足部受伤，有利于瑜伽体式的练习。

重复次数
1~2次

|步骤|

● 第1步　挺直腰背坐在垫子上，双手放在身体两侧，双腿向前并拢伸直，两脚背绷直，两脚尖用力向下压，保持10秒。

● 第2步　向上勾回脚尖，保持10秒。脚尖这样一上一下重复6~8次。

● 第3步　以两脚跟为轴心，两脚尖同时按顺时针方向转动6圈。

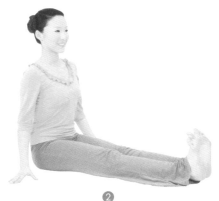

②

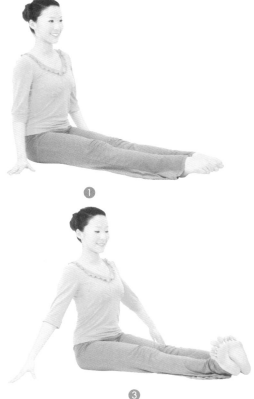

①

③

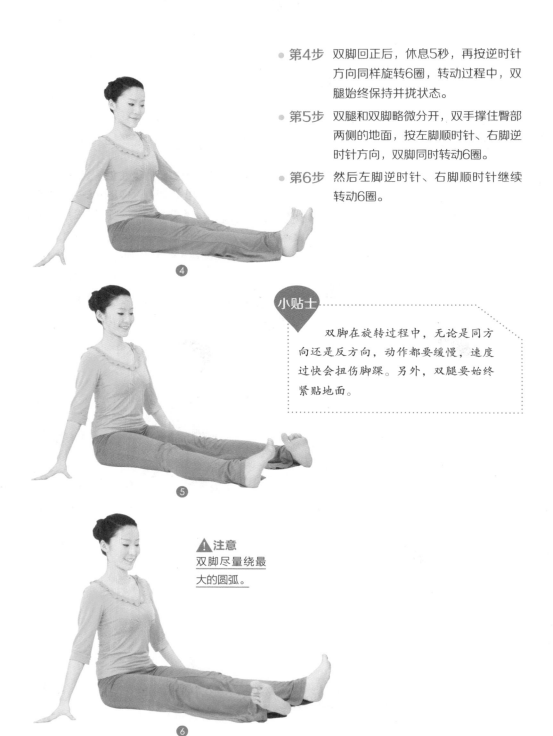

- 第4步 双脚回正后，休息5秒，再按逆时针方向同样旋转6圈，转动过程中，双腿始终保持并拢状态。
- 第5步 双腿和双脚略微分开，双手撑住臀部两侧的地面，按左脚顺时针、右脚逆时针方向，双脚同时转动6圈。
- 第6步 然后左脚逆时针、右脚顺时针继续转动6圈。

④

小贴士

双脚在旋转过程中，无论是同方向还是反方向，动作都要缓慢，速度过快会扭伤脚踝。另外，双腿要始终紧贴地面。

⑤

⚠注意
双脚尽量绕最大的圆弧。

⑥

第二章

美颜瑜伽

瑜伽能调理气血，美容养颜。练习本章所讲的瑜伽体式能加速体内的气血循环，有效地促进体内毒素排出，牵拉面部及颈部的肌肉群，进而达到滋养容颜、嫩肤美白、紧肤抗皱等功效。

初级篇

鬼脸瑜伽

难易指数：★★☆☆☆

- 促进脸部的血液循环，加强脸部代谢，有效滋养皮肤，改善肤色。
- 缓解因工作疲劳导致的头晕、头疼等问题。

重复次数
3次

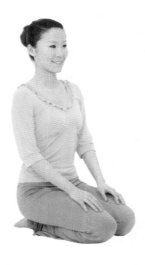

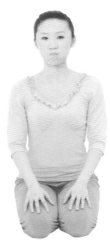

1. 取雷电坐姿，腰背挺直，双手自然垂放于大腿之上，眼睛平视前方。

2. 深吸气，让腮帮鼓起，感受两侧脸颊向外推挤的感觉。保持姿势10秒。

⚠**注意**
腮帮鼓起时，让空气在口腔中左右运动。

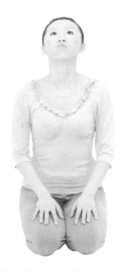

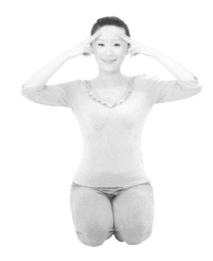

3. 保持口腔内的气体不释放，挺直脊柱，然后缓慢将头部向后仰，感受前颈部的拉伸及后颈部的挤压。保持姿势10秒。

4. 呼气，将体内的废气全部排出，向上抬高手臂，用食指轻轻刮眉毛，促进眼睛部位血液循环。

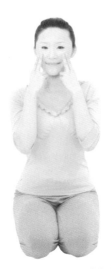

5. 用手指轻轻按摩下眼睑部位，预防眼睛及脸部浮肿。之后轻轻按摩头颈部休息。

小贴士

当口腔吸满空气后，要努力延长空气在口腔内的停留时间，以便更有效地刺激脸部肌肉群。

云雀式

难易指数：★★☆☆☆

- 扩展胸部，强化肺部功能，加速将体内废气排出体外，有助于淡化色斑。
- 有效锻炼胸背部肌肉群，预防含胸驼背等不良现象，美化身姿。

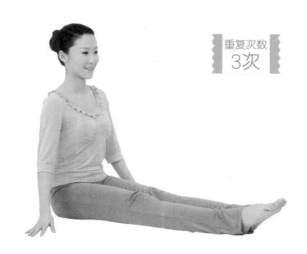

重复次数
3次

1. 取山式坐姿，腰背挺直，双手自然放在身体两侧，眼睛平视前方。

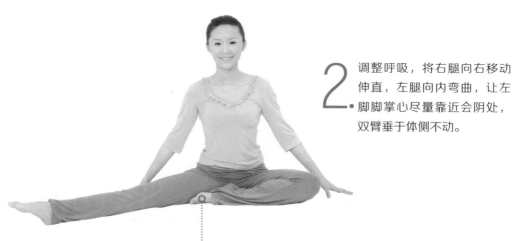

左脚脚掌心尽量靠近会阴处

2. 调整呼吸，将右腿向右移动伸直，左腿向内弯曲，让左脚脚掌心尽量靠近会阴处，双臂垂于体侧不动。

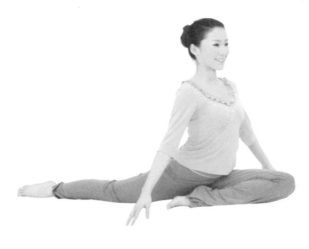

⚠ 注意
身体左转的同时，眼睛应该看向前方，不
要往下看。

3. 保持双腿的姿势不动，将身
体略微向左转，让眼睛看向
左前方。

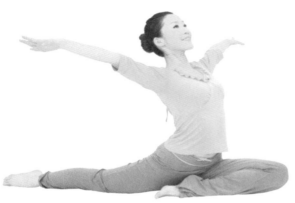

4. 双手向两侧打开平举，身体
逐渐向后伸展，扩展胸部。
保持姿势30秒。

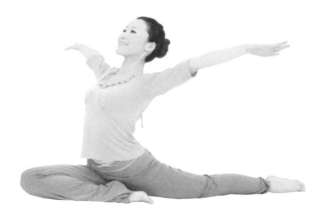

5. 放下双手，让身体回到正常
坐姿，休息片刻后换另一侧
重复练习。

三角伸展式

难易指数：★ ★ ★ ☆ ☆

- 加速血液流动，滋养面部肌肤，提亮肤色。
- 有效牵拉侧腰及腹部肌肉群，美化身体线条。

重复次数
3次

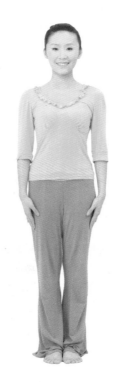

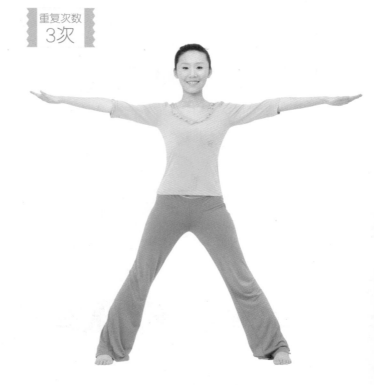

1. 山式站立，双臂自然垂于体侧，调整呼吸。

2. 深吸气，将双腿向两侧打开至两肩宽，两臂自身体两侧向上伸展至与肩齐高。

小贴士

当上半身向某一侧倾斜时，应保持上身始终和双腿在同一平面内，切忌前倾或后仰，以免降低运动效果。

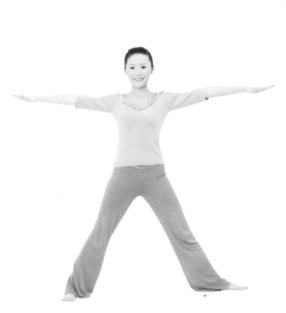

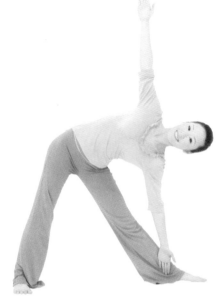

3. 将左脚向左转动90度，右脚稍稍内收，保持上半身姿势不动。

4. 以腰腹部为轴点，将上半身努力向左弯曲，直至左手能轻易触碰左脚踝，右手笔直指向天空，保持姿势20秒。

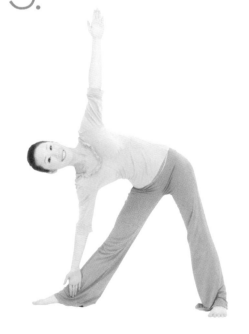

5. 身体恢复直立，将上半身向另一侧倾斜，重复动作，保持姿势20秒后回到山式站立休息。

门闩式

难易指数：★★★☆☆

/功 效/

- 滋养及按摩腹腔脏器，提高体内新陈代谢水平，逐步消除面部色斑。
- 伸展脊柱，滋养脊柱的神经系统，改善腰酸背痛及驼背等不良现象。

重复次数
3次

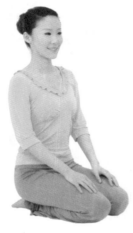

1. 取雷电坐姿，上身保持挺直，双手自然垂放于大腿之上，眼睛平视前方。

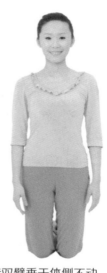

2. 保持双臂垂于体侧不动，让臀部离开脚后跟，大腿和小腿垂直。

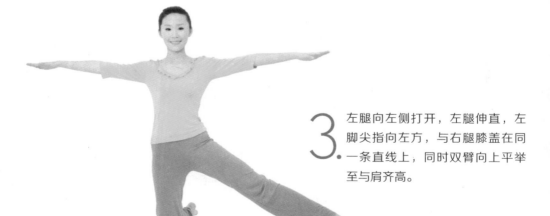

3. 左腿向左侧打开，左腿伸直，左脚尖指向左方，与右腿膝盖在同一条直线上，同时双臂向上平举至与肩齐高。

↑ 增加难度

如果觉得完成这个动作轻而易举，可在步骤5动作的基础上尝试继续将上身向一侧弯曲，直至个人极限处。

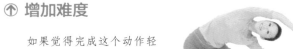

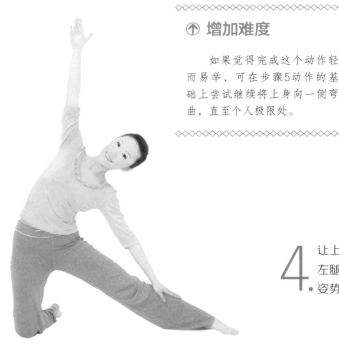

4. 让上身向左侧弯曲，直到左手落到左腿小腿处，右手指向天空，保持姿势20秒。

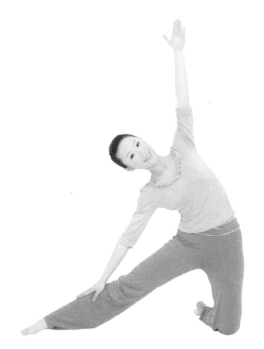

5. 慢慢回到初始姿势，换另一侧重复动作，保持姿势20秒。之后回到常坐姿势休息。

鸵鸟式

难易指数：★ ★ ★ ☆ ☆

- 加快血液逆流回面部，滋养面部肌肤，淡化色斑的同时预防面部肌肉松弛。
- 锻炼颈部肌肉群，美化颈部的线条，改善颈椎的疲劳和僵硬。

重复次数
2次

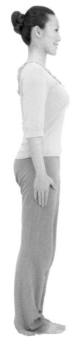

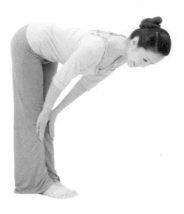

1. 山式站立，双臂自然垂放在身体的两侧，眼睛平视前方。

2. 呼气，双脚分开与肩同宽，同时将上半身向前弯曲，双手扶住两膝盖，挺直脊柱。

3. 上身继续向下弯曲，直至双手食指分别勾住双脚的大脚趾；吸气，头部尽量向上抬起，挺胸，塌腰。保持动作20秒后回到常站姿休息。

小贴士

练习鸵鸟式时，头部抬起时的呼吸非常重要，注意要保持深深地吸气，慢慢地呼气，身体慢慢恢复直立。

上犬式

难易指数：★ ★ ★ ☆ ☆

- 加速体内气血循环，增加面部肌肤含氧量，加快肌肤新陈代谢速度，淡化色斑。
- 拉伸大腿后侧肌肉群，预防腿部浮肿，消除腿部多余脂肪。

重复次数
3次

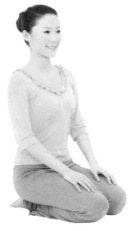

1. 取雷电坐姿，双手放在两大腿上，眼睛平视前方。

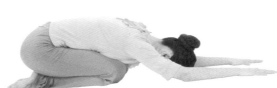

2. 保持臀部及腿部姿势不动，向前弯曲上半身，双手在体前垫面上贴地伸直。

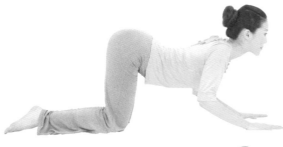

3. 调整呼吸，让臀部离开垫面，用双手及双膝支撑身体重量，眼睛平视前方。

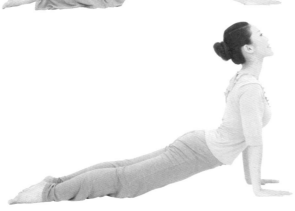

4. 保持双手撑地不动，伸直手臂，同时向后推直双腿，用双手及双脚脚背支撑身体，抬头，眼睛看向天花板，保持姿势20秒。之后回到常坐姿休息。

下犬式

难易指数：★ ★ ★ ☆ ☆

- 有效牵拉颈部及面部肌肉群，提高局部代谢速度，美容养颜。
- 增强手臂的力量，锻炼腹部肌肉群，美化身体曲线。

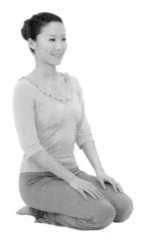

重复次数
2次

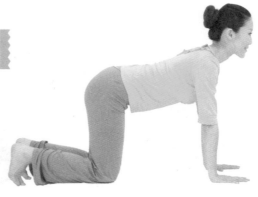

1. 取雷电坐姿，双手放在两大腿上，眼睛平视前方。

2. 让臀部离开脚后跟，同时踮起脚尖，双手放到前方垫面上撑地，让身体呈四角状。

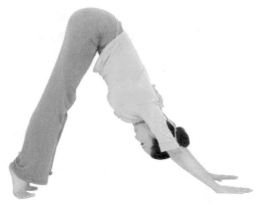

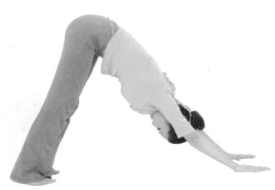

3. 深吸气，保持双手及脚尖不移动，用力向上抬高臀部，让头部位于双臂间。

4. 放下脚后跟，让脚掌踩实垫面，感受大腿后侧及背部的拉伸感。保持姿势20秒后回到常坐姿休息。

狮子式

难易程度：★★☆☆☆

/功 效/

- 使面部肌肉得到纵向伸展，并得到强化，预防面部松弛下垂。

- 使声带和喉头得到按摩，有助于预防咽炎、扁桃腺炎，同时还能使面部和颈部的其他腺体受益。

重复次数
3次

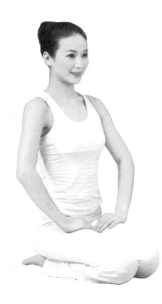

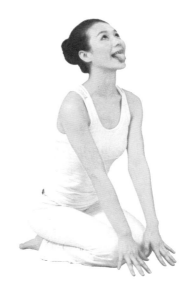

1. 跪坐，脊柱挺直，臀部坐在脚后跟上，双手放于大腿根部，指尖朝内。

2. 身体缓缓向前倾，双手手指张开，放于双膝边缘，眼睛睁大向上看。张开嘴巴，伸出舌头，尽量使舌头触及下巴。用嘴巴呼吸3次，再慢慢地将舌头收回，闭上嘴巴，用鼻孔吸气。

小贴士

在吐气时应用力发出如同狮子吼般的叫声，将身体的废气呼出体外。

叩首式

难易指数：★ ★ ★ ☆ ☆

- 头顶地面时，血液会充分地流入头部，有助于促进头部血液循环，加速新陈代谢，从而起到消除脸部多余脂肪、收紧下巴赘肉的作用。

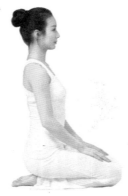

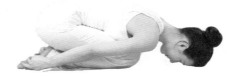

重复次数
5次

1. 以雷电坐姿坐于垫子上，调整好呼吸，双手放于大腿上。

2. 吸气，上身缓缓向前倾，直至额头触地，臀部贴住脚跟，双手放于脚后跟处，抱住脚心。

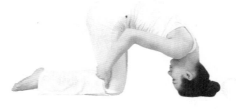

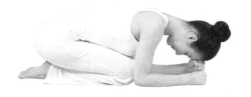

3. 吐气，将臀部抬起，背部慢慢向前推，直至大腿与小腿垂直。头顶着地面，双手用力抱住膝盖窝。

4. 恢复跪姿，臀部坐回脚跟，双手握拳，交叠放于垫子上，将额头放于拳头上，慢慢放松。然后恢复至初始姿势。

小贴士

　　如果练习时出现头晕或胸闷等症状，应缓缓抬头，并调整好呼吸。此外，患有眼疾、耳疾、高血压的人不可做此套动作。

颈部拉伸式

难易程度：★ ★ ★ ☆ ☆

/功 效/

- 此套动作有助于收紧颈部肌肉，美化颈部曲线。
- 颈部拉伸的动作使前颈的肌肉得到拉伸和舒展，后颈的肌肉得到放松，同时也有助于舒展脊柱，改善颈椎病。

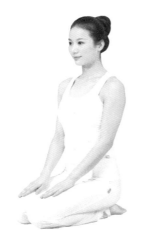

重复次数
3次

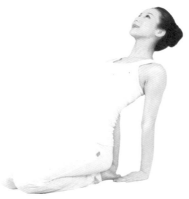

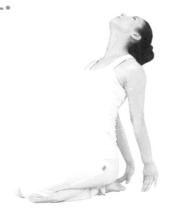

1. 跪坐，双手放于大腿上方，两眼平视前方。

2. 上身微微向后倾，双手掌心撑地且指尖朝内。

小贴士

在做头部下低的动作时，应缓慢进行，以免颈椎受到损伤。

3. 吸气，胸部向上挺，掌心离地，指尖触地。呼气，头部朝后下方低，体会颈部前侧的伸展。保持此动作5秒钟。

炮弹式

难易指数：★★★☆☆

- 消除腹部多余脂肪和赘肉，按摩腹部脏器，增强消化功能，改善便秘等症状，排毒养颜。
- 拉伸背部，增强脊柱弹性，有助于矫正腰椎。

重复次数
3次

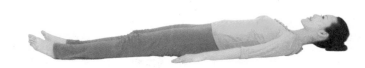

1. 仰卧在垫子上，双腿并拢伸直，双手放在身体两侧，掌心贴地，眼睛看向天花板，调匀呼吸。

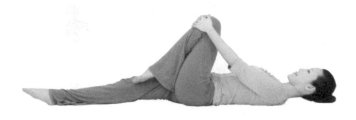

2. 吸气，弯曲左腿，双手交叉抱住左膝，左小腿腿肚贴紧左大腿后侧。

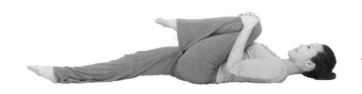

3. 呼气，双臂用力将左大腿拉向胸部，头部、颈部和肩部要紧贴地面。

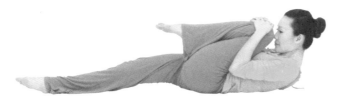

4. 向上抬起头部，让鼻尖触碰左膝，保持姿势10秒。然后头部回落，伸直左腿，换另一条腿重复动作。

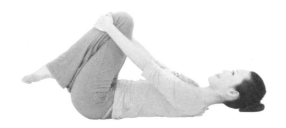

5. 头部再次回落地面，伸直右腿，双腿并拢，然后弯曲双腿，双手抱住两膝。

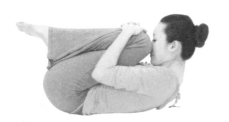

6. 双臂用力将双腿拉近胸部，同时头部向上抬起，用鼻尖触碰双膝，保持姿势10秒。然后松开双手，身体恢复至仰卧姿势，放松休息。

小贴士

练习此动作时，动作一定要缓慢。若头部不能抬到触碰鼻尖的位置，抬到自己的极限位置即可，不要勉强。

鱼式

难易指数：★★★★☆

- 促进面部血液循环，滋养面部肌肤，令面部肌肤更白皙。
- 拉伸颈部的肌肉，改善颈部僵硬，消除肩颈疲劳，预防颈椎病。

重复次数
4次

1. 仰卧在垫面上，双腿向前伸直，双臂自然垂于体侧，调整呼吸。

2. 吸气，弯曲双手手肘，让两小臂贴住垫面，双臂用力向上，带动头颈及肩部离开垫面。

双臂用力向上

3. 呼气，借助手肘的力量不断向上抬高胸部，之后让头顶百会穴着地，使得整个上背部腾空。双手置于两腹股沟处，保持姿势20秒。

小贴士

上背部柔韧性不好及颈部、背部受过伤的人，最好不要练习此动作。

⬆ 增加难度

如果这个动作很容易做到，可尝试将双腿盘成莲花坐姿来增加练习难度。

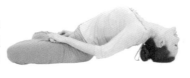

鹭式

难易指数：★ ★ ★ ★ ☆

/功 效/

- 滋养腹腔脏器，加速体内排毒，进而帮助净化血液，美化容颜。
- 锻炼双腿及背部肌肉群，帮助消除局部赘肉，让身材更加婀娜多姿。

1. 取常坐姿坐定在垫面上，双腿并拢伸直，双手置于身体两侧，眼睛平视前方，调整呼吸。

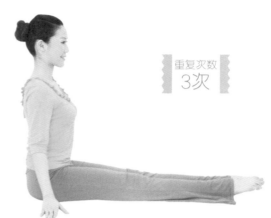

重复次数
3次

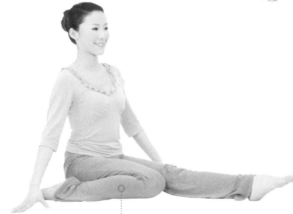

右脚跟尽量贴近右侧臀部

2. 吸气，保持左腿伸直不变，向后弯曲右腿，让右脚跟尽量贴近右侧臀部。

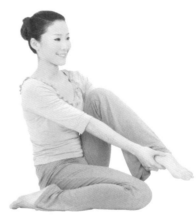

3. 呼气，保持右腿姿势不动，双手扶住左脚后跟，双臂向上用力，带动左腿向上弯曲。

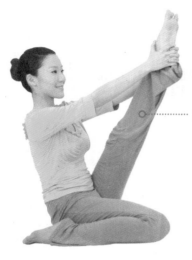

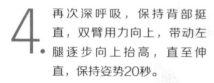

············ 左腿完全伸直

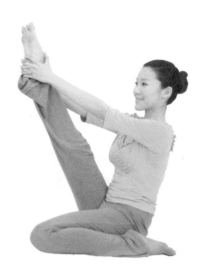

4. 再次深呼吸，保持背部挺直，双臂用力向上，带动左腿逐步向上抬高，直至伸直，保持姿势20秒。

5. 慢慢放下左腿，伸直右腿，回到常坐姿势休息片刻后，换另一侧腿重复动作。

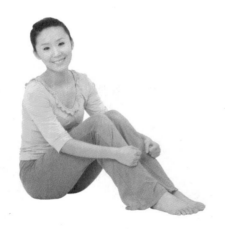

6. 放下双腿，坐定后轻轻敲打腿部放松。

小贴士

这个动作强调的是对腿部的拉伸锻炼，所以在将腿部向上抬高时一定要伸直，才能起到拉伸的效果。

狮子一式

难易指数：★ ★ ★ ★ ☆

- 加速血液循环，有助排出体内堆积的毒素，消除面部痤疮等问题。
- 锻炼面部细小肌肉群，预防面部肌肤松弛。

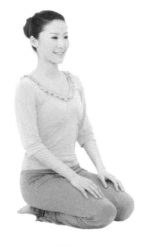

重复次数
2次

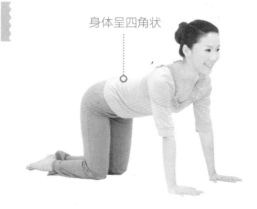

身体呈四角状

1. 取雷电坐姿，挺直腰背，双手自然地放于大腿上，眼睛平视前方。

2. 吸气，上半身慢慢地向前倾，双臂伸直，双手手指张开，让身体呈四角状。

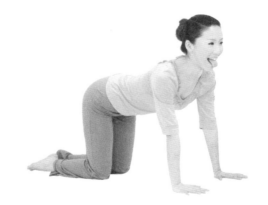

小贴士

做狮子一式的动作时，面部表情越夸张，锻炼面部的效果会越好。

3. 呼气，保持双腿及双臂的姿势不动，张开嘴巴，向外伸出舌头，尽可能伸得长一些。同时喉咙中发出"啊啊"的吼叫声。保持姿势10秒，然后回到常坐姿势休息。

狮子二式

难易指数：★★★★☆

/功 效/

- 加快全身气血循环，增强腹腔内脏功能，加速面部新陈代谢。
- 拉伸腿部肌肉及韧带，使双腿更灵活，美化腿部线条。

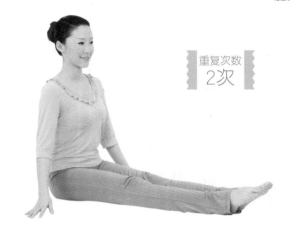

重复次数
2次

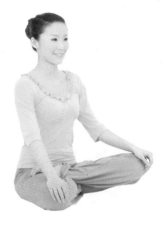

1. 取山式坐姿，双腿并拢向前伸直，双臂自然垂于体侧，调整呼吸。

2. 将双腿盘成全莲花坐姿，双手分别放于左右膝盖处，挺直腰背，眼睛平视前方。

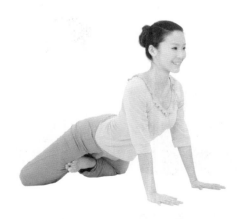

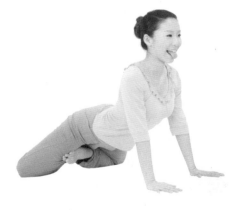

3. 吸气，上半身向前倾，腿部姿势不变。双手按到胸前垫面上，翻转双腿膝盖，双臂伸直，用膝盖和双手支撑身体。

4. 呼气，张大嘴巴，舌头尽量向外面伸长，眼睛睁大，望向眉心。保持姿势10秒后，回到常坐姿势休息。

铲斗式

难易指数：★ ★ ★ ☆ ☆

/功 效/

- 让血液倒流回到头部，增加脑部的供氧量，加快脸部代谢，消除脸部浮肿。

- 扩展肩背部，滋养脊柱神经，刺激腹内器官，使人更有活力。

重复次数
3次

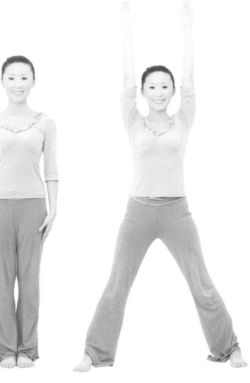

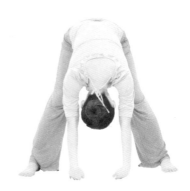

3. 吸气，以腰部为轴，让上半身迅速地向前向下弯曲，然后让双臂带动上半身在两腿间像铲斗车掘土一样前后摆动，至少摆动10次。

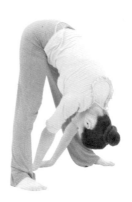

1. 山式站立，双臂自然垂于体侧，调整呼吸。

2. 双脚分开约两肩宽，并将两臂向上伸直，挺直脊柱。

4. 呼气，注意手臂摆动时一定要带动上半身运动，之后将下背部、中背部、上背部、颈部和头部依次向上抬起。

束角式

难易指数：★ ★ ★ ☆ ☆

- 有效刺激和按摩腹部，提高腹腔脏器的工作效率，促进全身气血循环，排毒养颜。
- 增加腿部关节的韧性，拉伸大腿内侧的肌肉，提高双腿的灵活性。

重复次数
3次

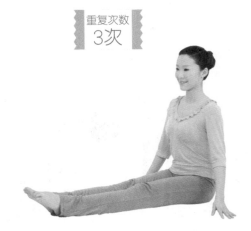

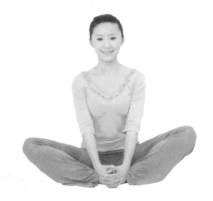

1. 取山式坐姿，挺直腰背，双肩展开，调整呼吸。

2. 弯曲双膝，使双脚脚心相对，双手握住脚尖，将双脚尽量拉向会阴处。

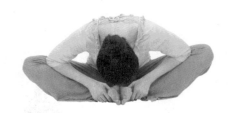

3. 吸气，向上伸展脊柱。呼气，上半身向前倾，直到上半身与腿部贴合，同时将双手手肘打开，将双腿膝盖尽量压向地面。保持姿势30秒。之后按摩双腿内侧休息。

⊕ 降低难度

如果感觉将双脚拉至会阴处有困难，不妨用瑜伽伸展带套住双脚脚尖，并固定在后腰处。

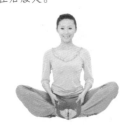

V字式

难易指数：★ ★ ★ ☆ ☆

- 加速全身气血循环，在改善便秘的同时，加速肌肤新陈代谢，排毒养颜。
- 拉伸大腿后侧及后背部肌肉群，缓解压力和紧张的情绪，有助于恢复活力。

重复次数
3次

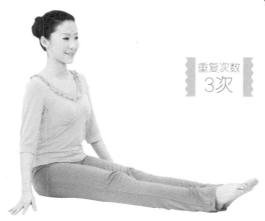

1. 取山式坐姿，双腿伸直并拢，双臂自然垂放于身体两侧，眼睛平视前方。

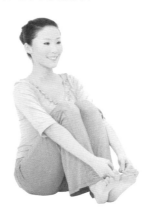

2. 吸气，弯曲双腿，并用双手握住两脚脚尖，挺直脊柱，感受脊柱向上伸展的感觉。

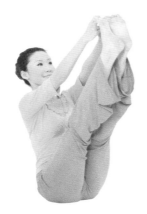

3. 呼气，以臀部为着力点，双臂向上用力，带动双腿向上伸直抬高，眼睛看向脚尖处，保持姿势10秒。

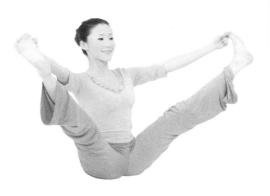

4. 继续保持身体的稳定性，将双腿向两侧宽阔地打开，挺直脊柱，感受背部及腿部的拉伸感。保持姿势20秒后，回到常坐姿休息。

后抬腿式

难易指数：★★★☆☆

重复次数
5次

- 加速血液逆流，帮助排出体内多余毒素，滋养肌肤，美化身体曲体。

- 锻炼腿部及臀部肌肉群，美化下半身线条。

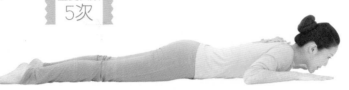

1. 俯卧，双腿并拢伸直，下巴点地，双臂弯曲，双手置于胸部两侧的垫面上，调整呼吸。

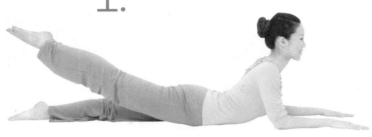

2. 吸气，头颈部用力，带动头部及肩膀微微向上抬起，同时向上抬高右腿至个人极限处，右脚尖绷直。

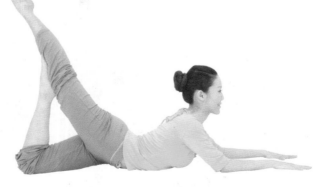

3. 呼气，上半身保持不动，向上弯曲左膝，让左脚脚掌抵住右腿膝盖，保持姿势20秒。

蛙式

难易指数：★ ★ ★ ★ ☆

/功 效/

- 加速体内气血循环，帮助排出体内多余毒素，提亮肤色。
- 有效锻炼全身肌肉群，削减大腿区域多余脂肪，使腰腹部更灵活。

重复次数
4~5次

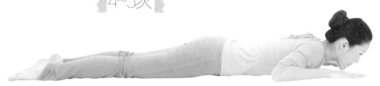

1. 俯卧在垫面上，双腿并拢伸直，双臂置于下巴两旁的垫面上，调整呼吸。

双手握住两脚背 ········

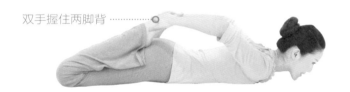

2. 吸气，向上弯曲双腿，让双脚脚跟尽量靠近臀部，双手抓住两脚尖，头部保持不动，保持身体平衡。

⚠注意
双手按压双脚尖时，双膝要始终不离开地面。

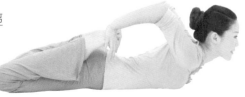

3. 呼气，双臂向下用力按压双脚脚尖，同时向上抬高头颈部，感受上背部、腿部及腰腹部的挤压感，保持姿势20秒后，摊平身体，放松全身休息。

前屈式

难易指数：★ ★ ★ ☆ ☆

- 使血液倒流至头部，滋养脑部神经和面部肌肤，让头脑更清醒。
- 促进背部血液循环，舒缓背部神经，紧实背部肌肉。

重复次数
3次

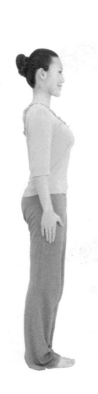

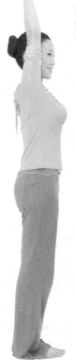

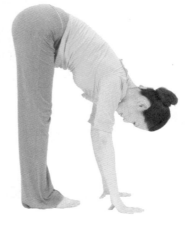

3. 呼气，双臂带动上半身慢慢向前向下俯身，让手臂与整个背部在一条直线上，且与地面平行，眼睛看向地面。

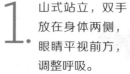

1. 山式站立，双手放在身体两侧，眼睛平视前方，调整呼吸。

2. 吸气，双臂从身体两侧向头顶上方伸展，双手合十。

4. 深呼吸，上半身继续向下俯身折叠，让腹部尽量靠拢大腿，双手五指张开，撑住双脚前方的地面，保持姿势20秒。然后恢复山式站立姿势，按摩双腿和腰背部。

高级篇

毗湿奴式

难易指数：★ ★ ★ ★ ☆

重复次数
5次

/功 效/

- 加速体内气血循环，充分锻炼腰腹部肌肉群，提高腹腔脏器功能，滋养面部。
- 拉伸腿部关节和韧带，让身体更加柔软。

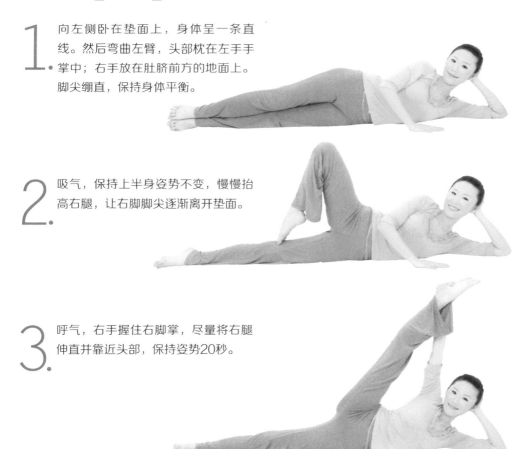

1. 向左侧卧在垫面上，身体呈一条直线。然后弯曲左臂，头部枕在左手手掌中；右手放在肚脐前方的地面上。脚尖绷直，保持身体平衡。

2. 吸气，保持上半身姿势不变，慢慢抬高右腿，让右脚脚尖逐渐离开垫面。

3. 呼气，右手握住右脚掌，尽量将右腿伸直并靠近头部，保持姿势20秒。

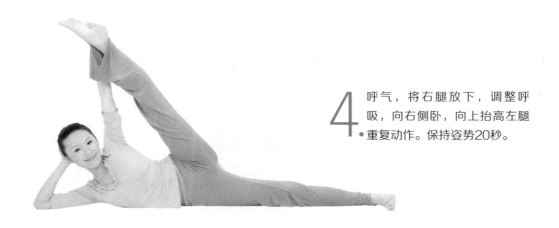

4. 呼气，将右腿放下，调整呼吸，向右侧卧，向上抬高左腿重复动作。保持姿势20秒。

5. 放下左腿，身体变成平躺状态，两臂置于身体两侧，静静休息片刻。

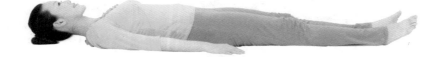

⊙ 降低难度

刚开始练习时，如果手不能很好地抓住脚掌，可用瑜伽伸展带套住脚掌心练习。

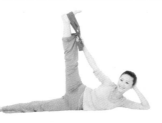

小贴士

向上抬高腿部时，应保持腿部始终和身体在同一平面内，不要前倾或后仰，这样有助于提高身体稳定性。

双角式

难易指数：★ ★ ★ ★ ★

- 让血液回流滋养面部肌肤，加快脸部新陈代谢，改善肤色。
- 挤压腰腹部，消除腰腹部堆积的脂肪。伸展手臂，削减手臂赘肉。

重复次数
3次

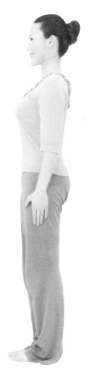

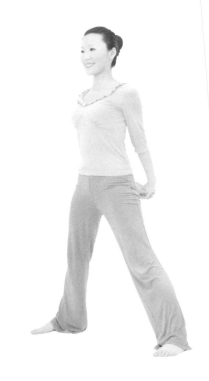

1. 山式站立，双手自然垂放在身体两侧，眼睛平视前方，调整呼吸。

2. 吸气，双腿分开两肩宽，双手十指在背后交叉相握，腰背挺直。

小贴士

高血压、低血压或眼疾患者请谨慎练习此体式。

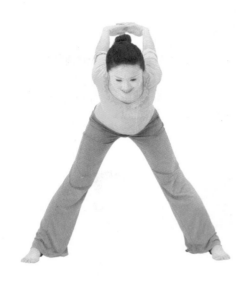

⚠️ 注意
腿部姿势不变，手臂向后延展。

3. 呼气，以腰腹部为轴心，上半身慢慢向前向下屈。

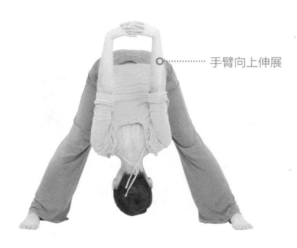

○············ 手臂向上伸展

4. 继续俯身折叠，直到头部倒立在两腿之间，与地面垂直，手臂向上伸展，保持姿势20秒。

⊕ 降低难度

若身体平衡感不好，上半身向下弯曲到极限位置后，可将双手五指张开，撑住头部两侧的地面，头部自然下垂。

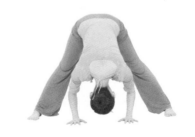

清凉呼吸法

难易指数：★★★★★

/功 效/

- 净化血液，排出体内的毒素，加速面部新陈代谢，淡化面部的色斑及痘痘。
- 提高肺部功能，缓解焦躁不安、暴怒等不良情绪，让人心情平静。

重复次数
15次

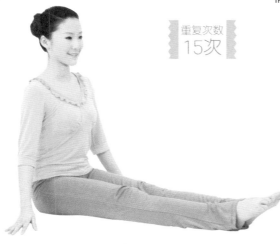

1. 取山式坐姿，双腿并拢向前伸直，双臂自然垂于体侧，调整呼吸。

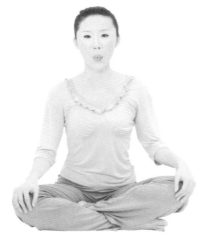

2. 将双腿盘成任意舒适坐姿后，将舌头伸出嘴外，卷成管状，通过卷起的舌头和嘴进行呼吸。同时让舌头发出"嘶嘶"的声音，之后通过鼻孔缓慢地将气体呼出。

小贴士

练习清凉呼吸法最好选择空气较好、环境安静的地方，有助于集中意识到呼吸上，加速身体的排毒。

牛面式

难易指数：★★★★☆

- 扩展胸腔，提高体内废弃物排出速度，预防和减轻面部色斑及痘痘问题。
- 伸展和锻炼手臂及腿部，紧实局部肌肉，令四肢更修长和纤细。

重复次数
3次

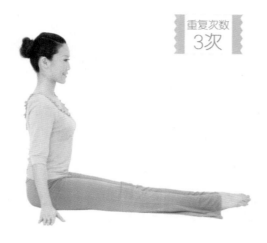

1. 取山式坐姿，双手自然垂于身体两侧，调整呼吸。

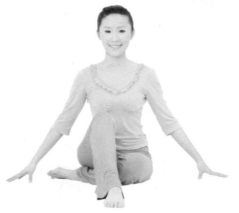

2. 向内弯曲左膝，让左腿贴住垫面，左脚掌尽量靠近臀部，右腿弯曲与地面垂直。

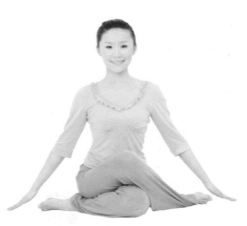

3. 移动右腿贴住左腿，让右脚掌尽量靠近臀部，两腿膝盖尽量在一条直线上。

小贴士

练习牛面式时要有一种意识，想象手臂越拉越纤细，胸部也得到提升。

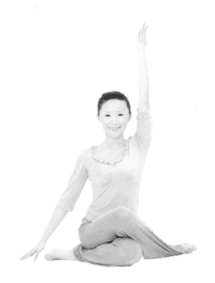

4. 吸气，左臂向上伸展，右臂保持不动。

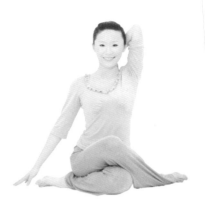

5. 弯曲左手的手肘，让左手贴于后背处。

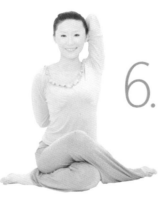

6. 呼气，从右腋窝下弯曲右臂，让右臂从腋下绕到背后，贴于后背处，使得左手与右手在背后会合。保持姿势20秒。

⊕ 降低难度

如果肩关节比较僵硬，两手无法在背后相扣的话，可用瑜伽绳来降低难度。

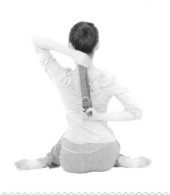

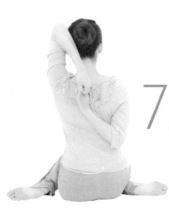

7. 松开双手及双腿，改变手臂及双腿的上下方向重复动作。保持姿势20秒。

斜板式

难易指数：★ ★ ★ ★ ☆

/功 效/

- 增加头颈部力量，锻炼面部细小肌肉群，预防面部皱纹产生。
- 增强手臂力量，预防手腕及腿部受伤。

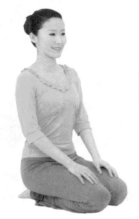

重复次数
3次

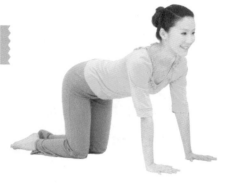

1. 跪坐在垫子上，臀部落在脚后跟上，腰背挺直，双手放在两大腿上，眼睛平视前方，均匀呼吸。

2. 吸气，上半身向前倾，双手撑住膝盖前方的垫面，双臂伸直，大腿与小腿垂直，背部与地面平行，整个身体呈四角状。

右腿向后伸直

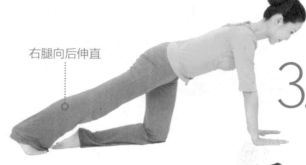

3. 呼气，双臂和左腿姿势不变，右腿向后伸直，右脚尖蹬地。

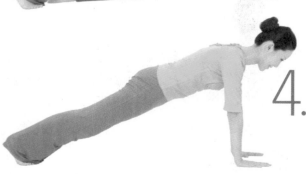

4. 双臂用力支撑全身重量，左腿也向后伸直，两腿并拢，头部、背部和腿部呈一条直线，整个身体呈斜板状，保持姿势20秒。然后弯曲手肘，身体慢慢落回垫面，呈仰卧姿势放松休息。

半莲花单腿站立前屈式

难易指数：★ ★ ★ ★ ☆

/功 效/

- 头部向下的动作能加速血液逆流，增加脑部含氧量，从而滋养面部，延缓衰老。
- 增强腿部力量，消除腿部及腹部多余脂肪，提高身体的平衡能力。

重复次数
3次

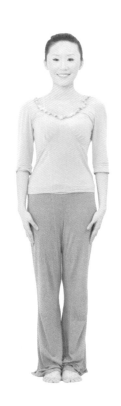

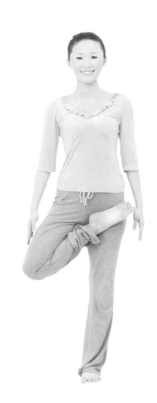

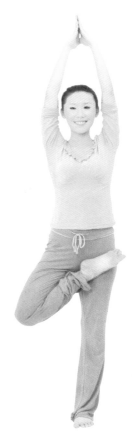

1. 山式站立，双腿伸直，挺直腰背，双手自然地放置在身体的两侧。

2. 弯曲右膝，将右脚放在左大腿根部，右脚心朝外。将身体的重心放在左脚上，左脚掌紧紧抓住地面，保持身体的平衡。

3. 保持双腿姿势不动，双臂向头顶方向伸展，双手在头顶处合十。

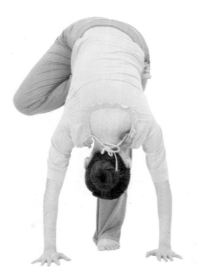

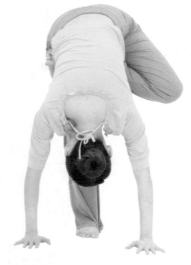

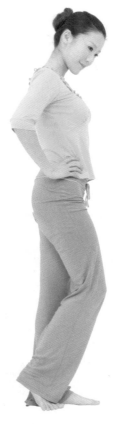

4. 吸气，以腰腹部为轴点，让双臂带动上半身向前向下弯曲折叠，直至个人极限处，双手撑住地面，保持姿势30秒。

5. 缓慢抬起上半身，放下右脚休息片刻，然后再换另一侧练习，保持姿势30秒。

6. 再次抬起上半身，交替活动放松双脚，双手放在腰上，轻轻按摩腰间肌肉，并调整呼吸，放松休息片刻。

小贴士

练习此动作时，要将身体的重心均衡转移到站立的那条腿上，俯身向下折叠时，动作要缓慢、有节奏，保持好整个身体的平衡。

肩倒立式

难易程度：★★★★★

/功 效/

- 有效促进血液循环，滋养面部，有助于消除失眠多梦和精神紧张等不良症状。
- 躯干倒立向上的姿势有助于使下垂的腹部器官恢复原位。

重复次数
4次

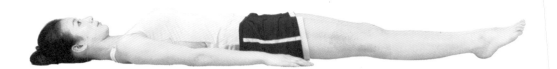

1. 仰卧，双腿并拢伸直，双手放于身体两侧，掌心贴地。

小贴士

初学者可以将毛毯垫于双肩的下方，以减轻肩部的受力。

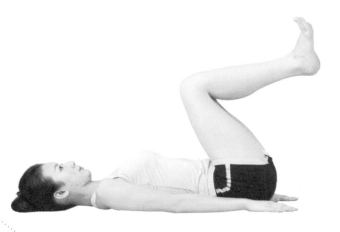

2. 吸气，双腿向上抬起，双膝弯曲，用双手按压地面。

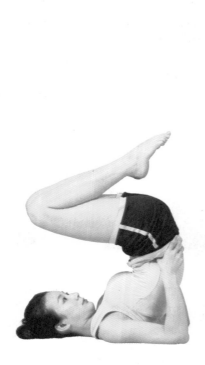

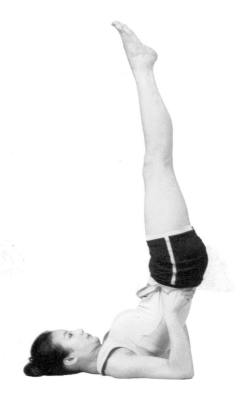

3. 呼气，双手扶住腰部，双腿向上抬起，膝盖弯曲，大腿继续向上抬至与地面平行。

4. 吸气，双腿向上伸直，使双腿、臀部和肩部都处于同一直线上。用头部、肩部、上臂和双肘撑地，下巴收起，保持此姿势数秒钟。

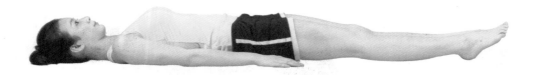

5. 呼气，将身体慢慢放下，恢复至初始动作。

第三章

塑形瑜伽

瑜伽素来就有瘦身塑形的功效。与其他运动相比，瑜伽运动能锻炼到全身各个部位，注重整体减肥，减重效果更持久，而且，瑜伽还能更好地塑形。本章的许多动作都是模仿动植物而成，多多练习能让身姿更优美。

单臂颈部舒展式

难易指数：★★☆☆☆

/功 效/

- 通过伸展颈部的肌肉，加强颈部的血液循环，加快老废物质的排出，从而达到改善双下巴和颈纹、美化颈部曲线的效果。

重复次数
3次

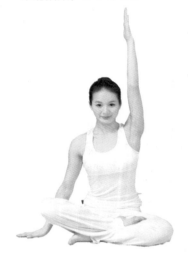

1. 双腿自然盘起；脊椎挺直，右手自然地垂放于地面；吸气，左臂向上伸直，贴近耳际。

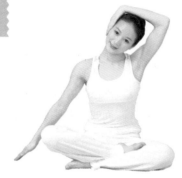

2. 呼气，弯曲左臂，将左手放于右耳处，并将头部朝左下方压低，使头部偏向左肩，体会颈部右侧被拉伸的感觉。

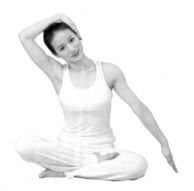

3. 以同样的方法做反方向的动作。

颈部画圈式

难易程度：★ ☆ ☆ ☆ ☆

/功 效/

- 有助于锻炼颈部的肌肉，从而起到防止肌肉松弛、美化颈部曲线的效果。
- 久坐的上班族，常做此套动作，有助于缓解颈肩部位的疲劳感。

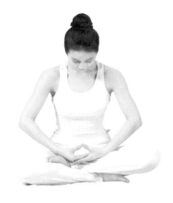

重复次数
3次

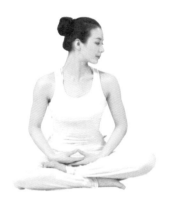

1. 双腿自然盘起，脊椎挺直。双手大拇指相对，其他四指相叠，头部下低，全身放松。

2. 以颈部带动头部缓慢地从右朝左画圈。

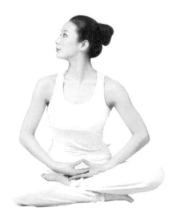

小贴士

练习此套动作时，注意动作需轻柔且缓慢，不要让颈部肌肉过于劳累，避免造成颈部的损伤。

3. 转动到极限位置后，休息10秒钟。然后重复另一侧的动作。

乌龟式

难易程度：★★☆☆☆

- 练习此套动作时，颈部会向前与向后舒展，颈前肌肉和颈后肌肉都会受到拉伸，有助于消除颈前和颈后的多余脂肪，起到塑造颈部纤细曲线的效果。

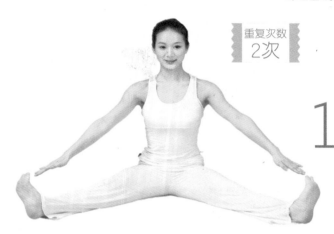

重复次数
2次

1. 坐立，双腿叉开；挺直脊柱，双臂放于身体两侧。

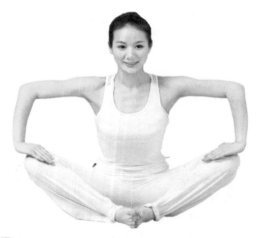

2. 弯曲双膝，小腿向内收回，两脚心相对；弯曲双臂，将双手放于两侧膝盖处，保持脊柱挺直。

小贴士

注意在下压躯干的过程中，臀部不可离开地面。

在后仰的过程中，双臂可同时按压双膝，给颈部、肩部和背部创造反作用力，便于将动作做得更到位。

颈部和脊椎是练习中比较容易受伤的部位，需掌握好力度，避免受伤。

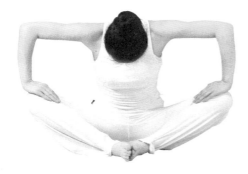

3. 吸气，头部下低，感受气息流遍全身。

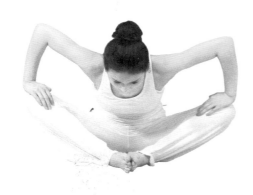

4. 呼气，脊柱从底部开始一节节往前推送，使上身前屈。

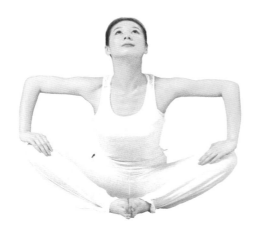

5. 吸气，将上身慢慢抬起，头部后仰，使颈前的肌肉得到伸展。

手臂屈伸

难易程度：★★☆☆☆

/功 效/

- 拉伸手臂上的肌肉，减掉双臂的赘肉。
- 塑造完美的胸部曲线，使背阔肌得到舒展。
- 有助于放松肩关节，增强肩关节的灵活性。

重复次数
6次

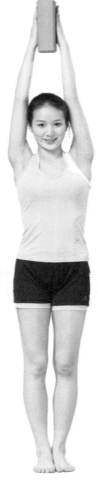

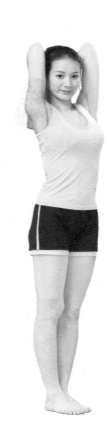

1. 站立，双腿并拢，双手夹住瑜伽砖，双臂向上伸直。

2. 吸气，手肘向身后弯曲，体会手臂肌肉的拉伸。

手腕活动式

难易程度：★ ★ ☆ ☆ ☆

- 使手臂更纤细，美化手臂线条。
- 使手腕变得更加灵活。
- 美化臀部线条。

重复次数
4次

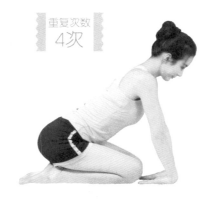

1. 跪坐，臀部坐于脚后跟上，双臂伸直，手背贴地，手心朝上，将手腕朝下压。

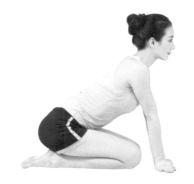

2. 将手背翻过来，掌心压地。

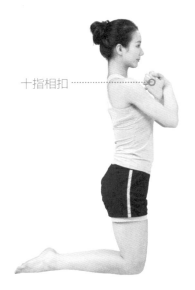

十指相扣

3. 双手手腕交叉，十指相扣。

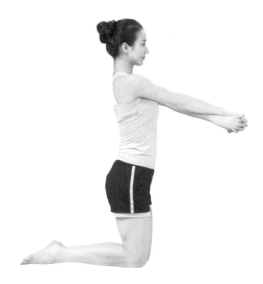

4. 保持十指相扣的姿势，从内侧往外侧旋转，将手腕扭动几下。

转腰细臂式

难易程度：★ ★ ☆ ☆ ☆

- 有效锻炼大臂肌肉，消除手臂上的"蝴蝶袖"。
- 通过身体的左右扭转，可以锻炼腰腹肌肉，促进腰部血液循环。

重复次数
4次

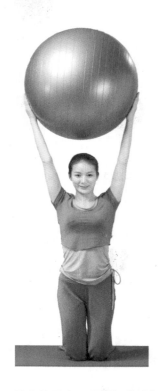

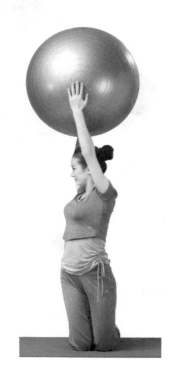

1. 跪在垫子上，双手托住瑜伽球的两侧，吸气，双臂上举。

2. 呼气，保持跪姿，腰部向右转，头部和手臂随之右转，保持背部挺直。保持平稳呼吸，缓缓恢复至初始姿势，然后换另一侧练习。

小贴士

练习时上身保持挺直，转腰时腹部应收紧，肩膀保持放松。

肩旋转式

难易程度：★ ★ ☆ ☆ ☆

重复次数
3次

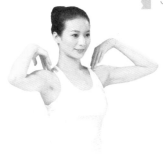

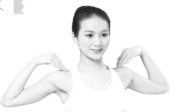

/功 效/

- 有效锻炼大臂肌肉，消除手臂上的"蝴蝶袖"。
- 通过身体的左右扭转，可以锻炼腰腹部肌肉，促进腰部血液循环。

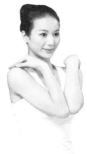

1. 站立，脊柱挺直，双腿并拢。双手抬起，将双手指尖轻轻放于肩部上方，大臂与地面保持平行。

2. 吸气，用手肘带动整个手臂向上、向后伸展，尽量保持双肩打开。

3. 呼气，用双肘带动手臂向下、向前伸展，手肘靠拢，双肩尽量向内收。保持平稳呼吸，然后放松手臂，回到初始动作。

小贴士

在练习过程中应保持头部与身体不动。练习时尽量用手肘画最大的圆圈，以便更有效地拉伸肩部肌肉。

坐山式

难易程度：★★★☆☆

- 扩展胸部，美化胸部曲线。
- 缓解肩部疼痛和僵硬感，增强肩部的灵活性。

重复次数
5次

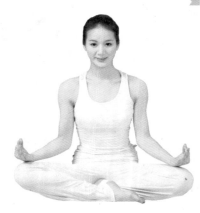

1. 坐于瑜伽垫上，脊柱挺直，双手呈莲花指样放于双膝上。

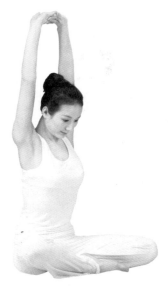

2. 双手十指交叉放于胸前，吸气，双臂向上伸直，高举过头顶。翻转掌心，使掌心朝上，尽量让双臂向上伸展。呼气，低头，尽量使下巴靠近锁骨。

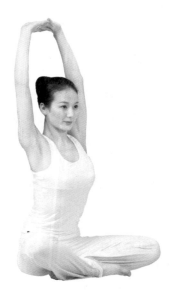

3. 吸气，头部回到原位。呼气，双手慢慢松开。

下半身摇动式

难易程度：★★☆☆☆

重复次数
4次

/功 效/

- 锻炼腹外斜肌、腹直肌，有效防止下腹产生赘肉。
- 矫正不良身姿，适合缓解久坐工作者的腰部疲劳症状。
- 减轻肠胃负担，增强胃和肾的功能。

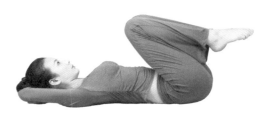

1. 仰卧，双臂弯曲，双手分别握住对侧小臂，垫于头部下方。吸气，双腿弯曲，小腿贴紧大腿，脚背绷直。

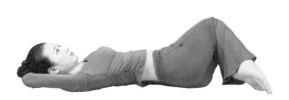

2. 呼气，双腿向左扭转，肩部以上的部位姿势保持不变，保持脚背绷直。

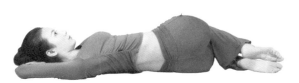

3. 左腿外侧着地，自然呼吸，保持此姿势15秒。然后再做另外一侧的练习。

小贴士

患有腰部疾病的练习者请慎重练习此体位。

蝗虫式

难易程度：★★★☆☆

- 具有提臀和紧实臀部肌肉的效果。
- 滋养脊柱神经，增强背部和腰部肌肉的柔韧性，消除背部疼痛。
- 有助于改善失眠、哮喘、支气管炎等疾病。

重复次数
4次

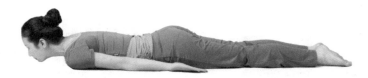

1. 俯卧，下巴轻放于地面上，双手放于身体两侧，将手掌放于大腿下，掌心朝上。

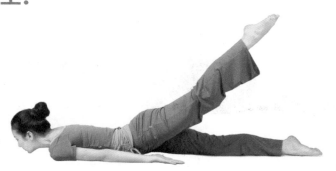

2. 将左腿尽量抬高，右腿朝地面用力压。保持平稳呼吸，然后慢慢将左腿放回地面，呼气，放松全身，然后换右腿练习。

小贴士

孕妇或背部受伤者请慎重考虑此体位的练习。

腿部上提时应该收紧臀部和大腿肌肉，以免下背部受伤。

幻椅式

难易指数：★ ★ ★ ☆ ☆

- 增强下半身肌肉力量，令步伐更轻盈，体态更婀娜，提高身体稳定性。
- 全面锻炼腿部肌肉群，消除腿部浮肿及赘肉，美化腿部线条。

重复次数
6次

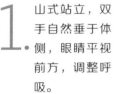

2. 吸气，双臂从体侧向头顶方向伸展，双手合十，感觉整个身体在向上无限延展。

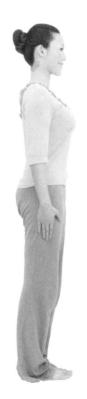
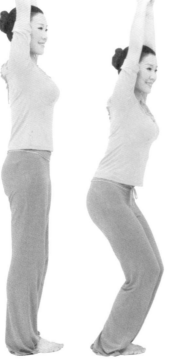
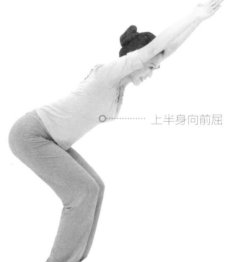

上半身向前屈

1. 山式站立，双手自然垂于体侧，眼睛平视前方，调整呼吸。

3. 呼气，保持上半身姿势不变，将双腿微微向前弯曲，调整身体重心。

4. 再次深呼吸，双臂保持不动，继续弯曲双膝，臀部向下移，保持身体稳定。

风吹树式

难易指数：★ ★ ★ ☆ ☆

- 增强下半身肌肉力量，提高身体的平衡能力，还有助于消除腰腹部及腿部多余脂肪。
- 牵拉手臂，增加手臂关节的柔韧性，美化手臂线条。

重复次数
5次

小贴士

当身体向两侧倾斜时，双腿要始终保持静止不动，脊背保持挺直。

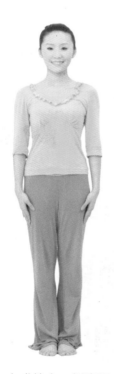

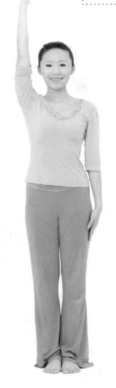

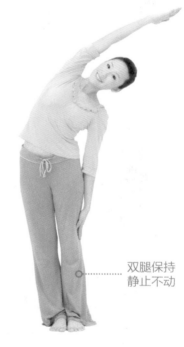

双腿保持
静止不动

1. 山式站立，挺直腰背，双臂自然地垂放于身体两侧，眼睛平视前方。

2. 吸气，左臂及腿部保持不动，向头顶上方伸直右臂，手指指向天空，感觉脊柱受到拉伸。

3. 呼气，以腰腹部为轴点，让右手臂带动上半身慢慢向左侧倾斜，双腿保持静止不动，感受侧腰的拉伸，保持姿势20秒。

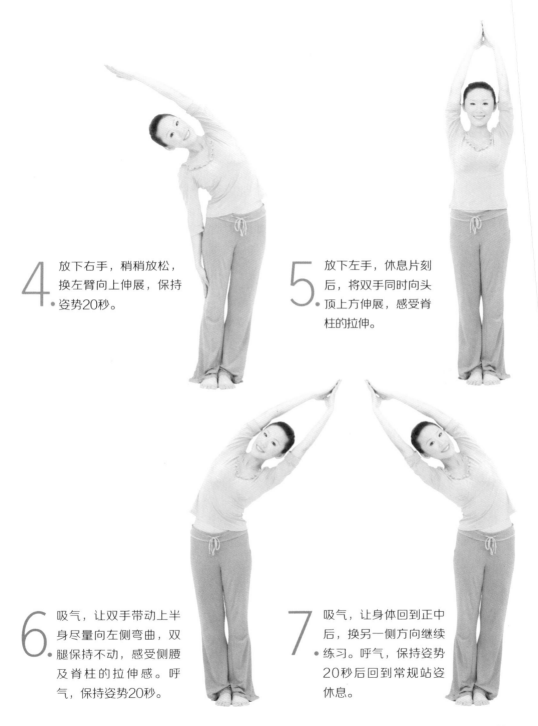

4. 放下右手，稍稍放松，换左臂向上伸展，保持姿势20秒。

5. 放下左手，休息片刻后，将双手同时向头顶上方伸展，感受脊柱的拉伸。

6. 吸气，让双手带动上半身尽量向左侧弯曲，双腿保持不动，感受侧腰及脊柱的拉伸感。呼气，保持姿势20秒。

7. 吸气，让身体回到正中后，换另一侧方向继续练习。呼气，保持姿势20秒后回到常规站姿休息。

中级篇

塌式

难易程度：★★★☆☆

重复次数
1次

/功 效/

- 使颈部和肩部肌肉得到很好的伸展，从而消除这两个部位后侧的赘肉。
- 不仅能锻炼肩部和颈部的肌肉，还能使双腿和脚踝的肌肉得到锻炼，同时还有益于增强肺部功能。

⚠️注意
初学者如果臀部无法完全坐于双脚之间的垫子上，可以在臀部下方垫一块毯子，直至腿部柔韧性变好之后再去掉毯子。

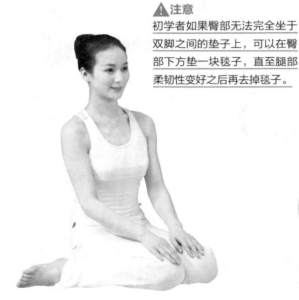

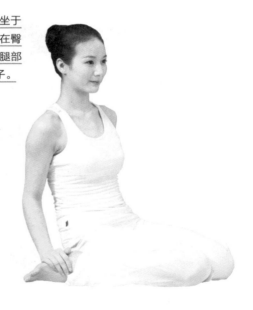

1. 坐立，双脚打开，双膝并拢，臀部坐于双脚之间的垫子上，双手放于膝盖上，眼睛直视正前方。

2. 将双手移至两脚掌上，手心贴着脚掌心，身体慢慢向后倾，手肘弯曲。

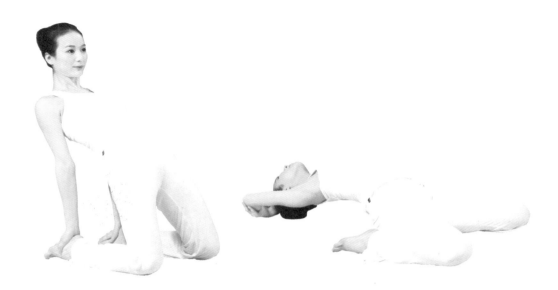

3. 吸气，双手用力撑起上身，臀部离开垫子，背部和胸部慢慢抬高。

4. 呼气，身体弯曲呈弓形，头顶着地，双手放开脚掌，交叉握住另一只手的手肘，放于头部后方。

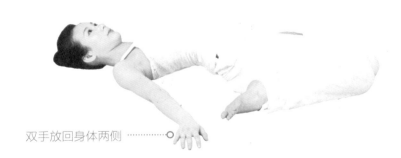

双手放回身体两侧 ·········○

5. 保持呼吸平稳，坚持步骤4的动作40秒钟，然后慢慢放下背部，使上半身完全贴放于垫子上，双手放回身体两侧，放松全身。

蛇王式

难易程度：★ ★ ★ ☆ ☆

重复次数
5次

/功 效/

- 伸展肩部和背部的肌肉，消除肩部多余的脂肪。
- 拉伸颈部的动作有助于美化颈部曲线。此外，该体式也使腰腹部肌肉得到加强。

1. 俯卧在瑜伽垫上，双腿伸直并拢，双臂弯曲于肩两侧，双手掌心贴地，下颚触地。

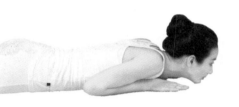

2. 吸气，将手臂慢慢伸直，用力使胸部和腰部抬起，头部慢慢向后仰，保持双腿紧贴地面。

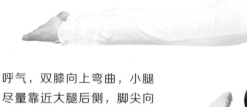

3. 呼气，双膝向上弯曲，小腿尽量靠近大腿后侧，脚尖向上勾，对着头顶，上身尽量向后伸展。保持姿势数秒钟后，慢慢回到初始动作。

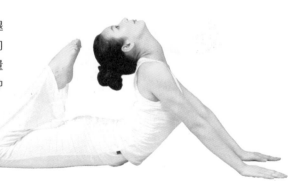

小贴士

如果身体的柔韧性不够，小腿稍作弯曲即可，以免造成肌肉拉伤。

仰卧腿夹球式

难易程度：★ ★ ★ ☆ ☆

重复次数
3次

/功 效/

- 伸展肩部和背部的肌肉，使肌肉更具有弹性。
- 使腰腹部的肌肉得到拉伸，有助于强化腰腹部的肌肉力量。

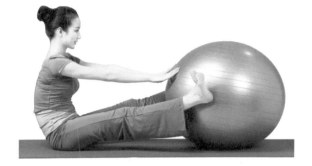

1. 坐立，双腿伸直，将瑜伽球夹于双腿中间。双手扶球，吸气。

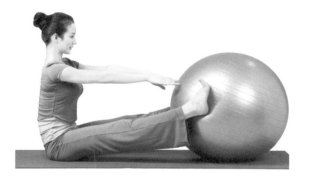

2. 上身挺直，手臂微微上举，保持与肩膀平行。

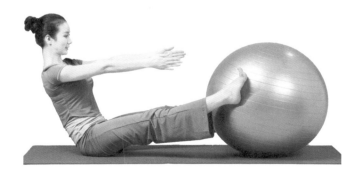

3. 双腿夹球，吐气。上身缓缓向后仰，手臂动作保持不变，保持均匀呼吸。

4. 仰卧，双臂放于身体两侧，双腿夹球。

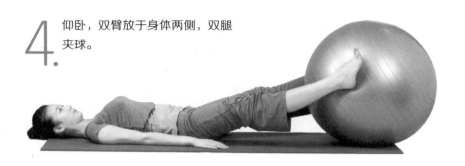

5. 吸气，双手抬至头顶，伸直。

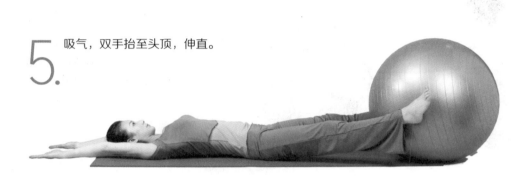

6. 吐气，缓缓用双腿举起球，与身体呈直角，保持此姿势10秒钟。

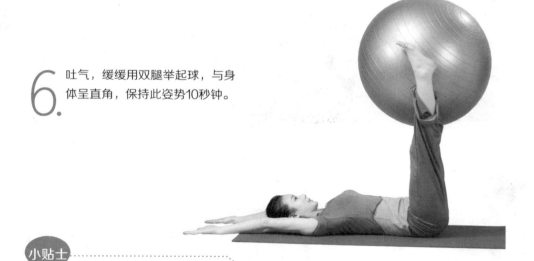

小贴士

做上身向后仰的动作时，一定要缓慢，以免后背碰伤。

天鹅式

难易程度：★ ★ ★ ☆ ☆

/功 效/

- 有助于消除颈纹，从而美化和拉长颈部。此外，该动作还能起到消除颈部肌肉疲劳的作用。
- 有助于舒展背部肌肉和胸肌。

⚠️ 注意

练习时应保持颈部伸长和肩膀下垂。如果感觉下背部有压迫感，应尽量收紧腹部。

重复次数
4次

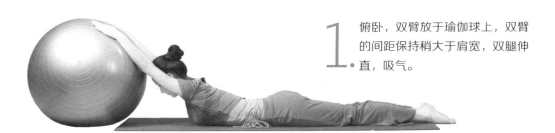

1. 俯卧，双臂放于瑜伽球上，双臂的间距保持稍大于肩宽，双腿伸直，吸气。

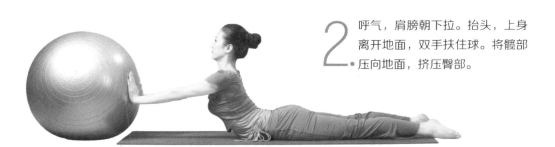

2. 呼气，肩膀朝下拉。抬头，上身离开地面，双手扶住球。将髋部压向地面，挤压臀部。

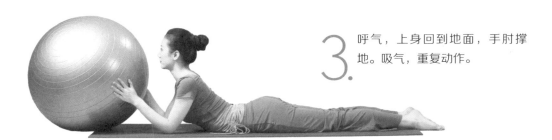

3. 呼气，上身回到地面，手肘撑地。吸气，重复动作。

回控球式

难易程度：★ ★ ★ ☆ ☆

重复次数
4次

- 增加手臂肌肉力量，美化双臂曲线。
- 使双腿、背部、臀部和腹部的肌肉得到锻炼，全方位塑造美丽的身体曲线。
- 提升身体肌肉的控制力和平衡力。

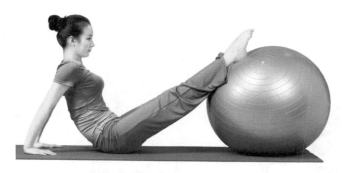

1. 双臂撑地，双手放于臀部两侧，手指向前张开，瑜伽球放于小腿下。

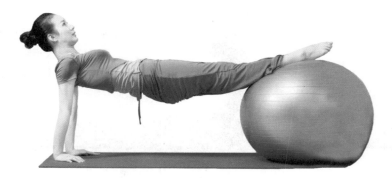

2. 吸气，大腿和手臂伸直，提升臀部，保持腿和躯干一条直线上，保持平缓呼吸。

小贴士

练习时将手指张开能减轻手腕的受力。

伸展式

难易程度：★ ★ ★ ☆ ☆

/功 效/

- 锻炼胸肌，从而起到健美胸部的作用。
- 矫正驼背，提气养神。

重复次数
3次

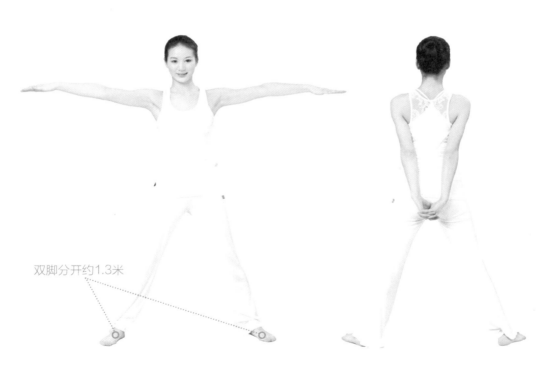

双脚分开约1.3米

1. 站立，双脚分开约1.3米，双臂侧平举，双脚位于手掌正下方。背部挺直，保持姿势稳定。

2. 呼气，手指于身后交叉。吸气，拉伸腹部，挺胸，眼睛向上看。

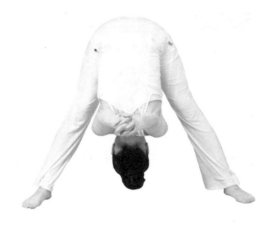

3. 呼气，上身向前弯曲，头部位于双脚之间。肩膀放松，双手于身后向下方压，保持手臂伸直。

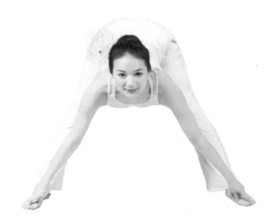

4. 呼气，身体向前弯曲并伸展出去，用拇指和食指钩住大脚趾。吸气，挺胸，脊柱挺直，眼睛向前看。

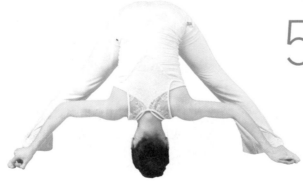

5. 呼气，上身再向下弯曲，头部触地。肩膀放松，与地面保持平行。吸气，脊柱挺直，保持头部触地。

⚠️ **注意**
应尽量使上臂和前臂形成一个直角。

英雄式

难易程度：★ ★ ★ ☆ ☆

/功 效/

- 扩张胸腔，健美胸部；减少腰腹部多余的脂肪。
- 活动全身的关节，促进关节部位的血液循环，有助于恢复关节的正常机能；增强人的平衡感及集中注意力的能力。

重复次数
3次

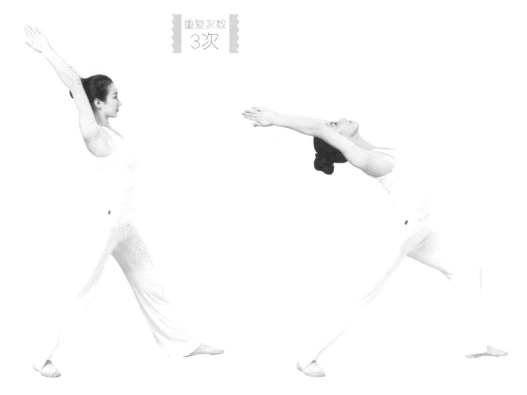

1. 站立，脊柱挺直，左腿向前迈一大步，吸气，双臂伸直上举。

2. 呼气，左膝弯曲，左大腿和左小腿呈直角，后腿伸直，脚跟着地，头部向后仰，眼睛看着手。扩展胸部，保持自然呼吸。保持此姿势20秒之后，恢复至初始动作，再以同样的方法换另一条腿做动作。

蛇伸展式

难易程度：★★★☆☆

- 扩展胸肌，有助于美化胸部线条。
- 增强深呼吸能力。
- 有助于强化腰部、背部和臀部的肌肉。

重复次数
5次

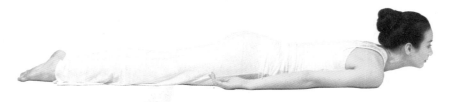

1. 俯卧在地，双臂放于身体两侧，保持平稳呼吸。

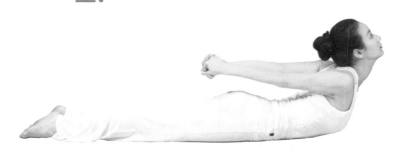

2. 双手于身后十指交叉，双臂伸直，尽量扩展胸部。吸气，将上身抬离地面，头部向后仰，保持此姿势10秒钟。呼气，身体慢慢回到初始状态。

小贴士

在做动作时，应尽量扩展胸部和夹紧臀肌。

跪式后弯成圈

难易程度：★ ★ ★ ☆ ☆

/功 效/

- 美化胸部曲线，防止乳房下垂。
- 有助于消除背部、颈部的疲劳。

重复次数
3次

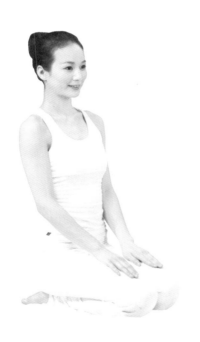

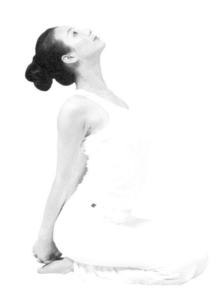

1. 跪坐，臀部坐于脚后跟上，双脚并拢，两脚心朝上，双手轻轻放于大腿上。

2. 吸气，双手于身后握紧，舒展胸部和肩部，眼睛向上看，脊柱弯曲呈弧形。

小贴士

做动作时，尽量使脊柱弯曲呈弧形。

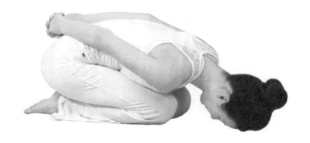

3. 呼气，向前俯身，前额触地，保持面部放松。

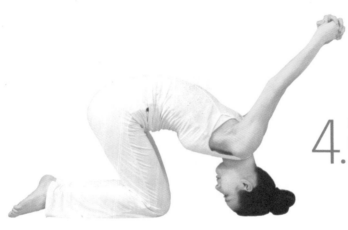

4. 吸气，臀部上抬，头顶着地，同时双臂向上举起，双手紧握。

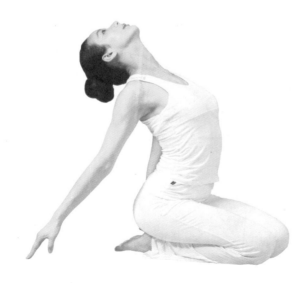

5. 手指尖向后按压于地面上。吸气，弯曲后背，提胸。呼气，慢慢将头部向后仰，眼睛看着天花板。

倚靠伸展式

难易程度：★ ★ ★ ☆ ☆

/功 效/

● 伸展胸部肌肉，能有效防止胸部下垂，促进胸腔内的血液循环。

● 释放腰腹部多余能量，消除腰部脂肪。

● 消除背部肌肉疲劳。

重复次数
4次

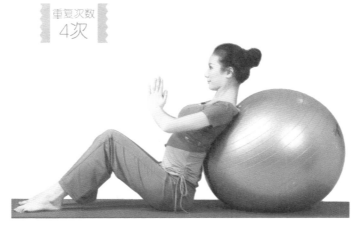

1. 背部靠球，双膝弯曲。吸气，身体后倾，双手合十。

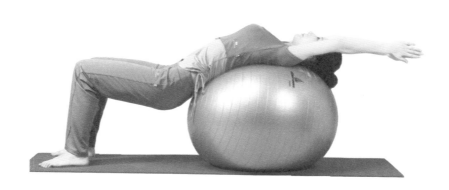

2. 吸气，双手并拢向后伸直，肩部后仰，肩部和头部靠球。呼气时脚心向下用力，臀部离地，将球滚至肩背部，手臂尽可能地朝后伸展。

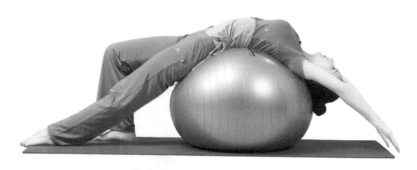

3. 保持平稳呼吸，慢慢向后靠，直至手背触地。右脚踩地以保持平衡，左腿伸直。

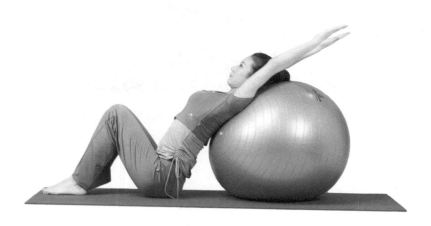

4. 双脚掌贴地，将球慢慢移向上背部。双手向后伸展，膝盖弯曲，移球直至臀部贴地，再回到步骤1的姿势即可。

小贴士

注意练习时不应仰头过久，否则容易头晕。练习时双脚应始终贴紧地面。

海狗变化式

难易程度：★ ★ ★ ☆ ☆

/功 效/

- 紧实手臂肌肉，消除双臂脂肪，美化手臂曲线。
- 增强肩关节和膝关节的柔韧性。
- 按摩腹部脏器。

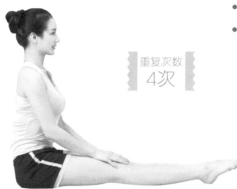

重复次数
4次

1. 坐立，背部挺直，吸气。

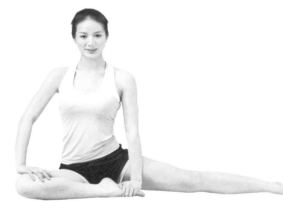

2. 呼气，右膝弯曲，左腿朝左侧伸直。

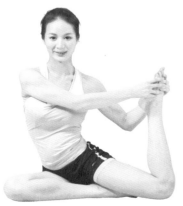

3. 将左腿向上弯曲，双手抓住左脚掌，吸气，体会手臂肌肉被拉伸的感觉，保持动作几秒钟后恢复至初始动作，换另一侧练习。

鸟王式

难易程度：★ ★ ★ ☆ ☆

- 使手臂线条变得紧实流畅，消除上臂的赘肉，使手臂变得纤细。
- 增强身体平衡感和协调感。
- 锻炼肩部灵活性。
- 增强性器官和肾脏的血液供给。
- 强健腿部、髋部、腹部、上臂，增加膝、踝、髋部的柔韧度。

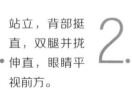
重复次数
2次

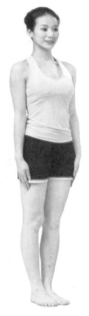
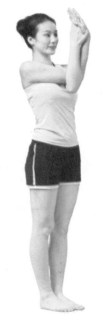
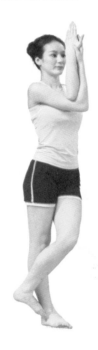
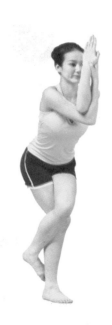

1. 站立，背部挺直，双腿并拢伸直，眼睛平视前方。

2. 双臂向上抬起，右臂从上方压过左臂，肘关节交叠，双手掌心相对，眼睛看着指尖。

3. 双膝微微弯曲，左小腿抬起，从前面跨过右膝，勾住右小腿肚，将身体重心放于双脚指尖，右脚趾牢牢抓紧地面。

4. 深深吸气，背部挺直，慢慢向下蹲。保持身体平衡，上身向前倾，体会腰背部的拉伸感。保持此姿势30秒钟后，恢复至初始动作，再做另一侧的练习。

上抬腿式

难易程度：★ ★ ★ ☆ ☆

/功 效/

- 腿部上抬的动作有助于强健腹肌，使下腹部的肌肉更加紧实。
- 还能改善内脏器官的功能。

重复次数
3次

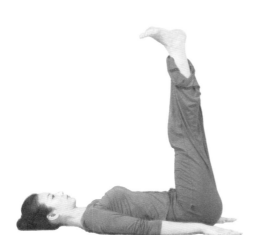

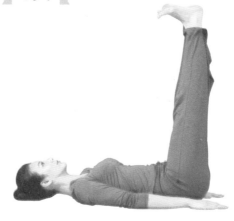

1. 仰卧，双臂伸直，放于身体两侧，掌心朝下。双腿伸直，脚尖放松。吸气，缓缓将双腿抬起，直至双腿与地面呈90度角。

2. 脚背绷直，脚尖向下勾，双腿伸直，保持20秒钟。

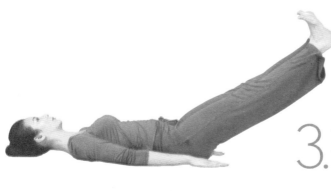

3. 脚尖保持内勾状，呼气，然后双腿缓缓放平。

加强上升腿式

难易程度：★★★☆☆

/功 效/

- 锻炼腹部肌肉，减去腹部赘肉。
- 使松弛的臀部弯得紧致。
- 锻炼腿部肌肉。
- 缓解胃胀气的症状。

重复次数
2次

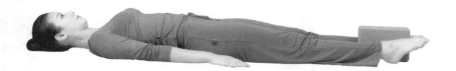

1. 仰卧，双腿伸直，背部贴地，手臂放于身体两侧，掌心朝下，双腿夹紧瑜伽砖。

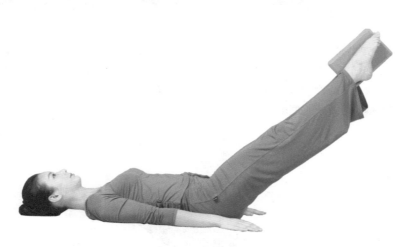

2. 吸气，将双腿慢慢抬高，与地面呈45度角。保持此姿势15秒钟，保持平稳呼吸。

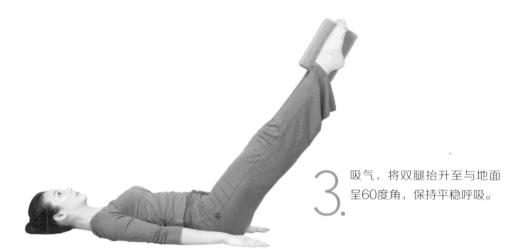

3. 吸气，将双腿抬升至与地面呈60度角，保持平稳呼吸。

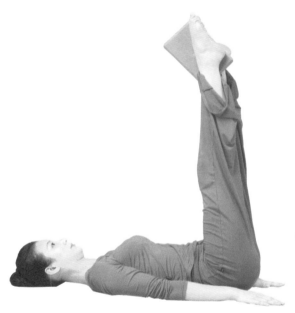

4. 吸气，将双腿抬升至与地面呈90度角。保持此姿势15秒钟，并保持平稳呼吸。然后呼气，还原至初始姿势。

小贴士

如果练习者患有腰部疾病，需慎重考虑此体位的练习。

骆驼式

难易程度：★★★☆☆

- 有效活动腰腹部肌肉，使腹肌得到充分锻炼，促进腰部脂肪燃烧，美化腹部曲线。
- 矫正不良身姿。使脊柱得到充分舒展，增强脊柱的柔韧性和活动性。

重复次数
3次

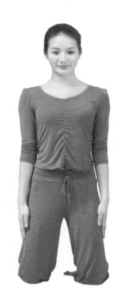

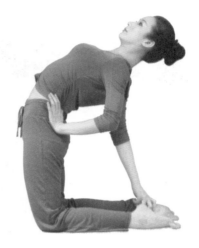

1. 跪立，双腿分开与肩同宽，吸气，挺直脊柱。

2. 呼气，上身慢慢向后仰，左手扶住腰部，右手指尖触碰右脚后跟，颈部放松。

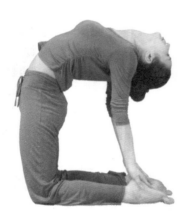

3. 上身继续慢慢向后仰，双手抓住双脚，髋部向前推送，尽量使大腿和地面保持垂直，保持平稳呼吸。保持此姿势数秒钟后，慢慢恢复至初始姿势。

小贴士

练习中应保持胸腔向上，将髋部向前推送。

舞者之王式

难易程度：★ ★ ★ ☆ ☆

/功 效/

- 使腰、腹、臀部肌肉变紧实，美化臀部线条。
- 强化腿部力量，提高平衡能力。

重复次数
4次

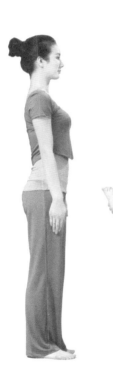

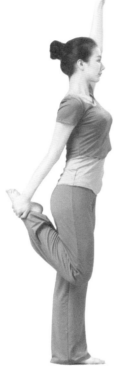

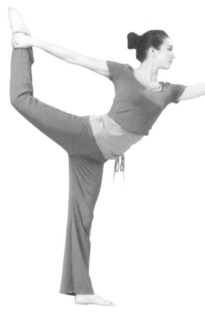

1. 自然站立，调整呼吸。

2. 吸气，右腿向后抬，右手抓住右脚，同时左臂向上伸直。

3. 呼气，用右手拉起右腿向上伸展，左臂向前伸保持平衡。持续20秒，保持呼吸顺畅。呼气，还原姿势，换另一侧练习。

小贴士

起初做动作时可能会有重心不稳的现象，可慢慢做分解动作。重心稳住后，要注意保持呼吸顺畅。

直角侧抬腿式

难易程度：★ ★ ★ ☆ ☆

- 收紧臀肌，使臀部外侧肌肉得到强化，减少髋部、腰部赘肉。
- 具有提臀效果，让臀部呈现优美的线条。

重复次数
4次

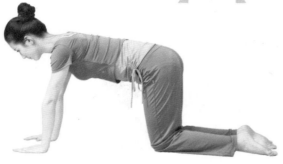

1. 身体呈跪姿，双手、双脚着地，上身和大腿呈90度角，大腿和小腿呈90度角。

2. 吸气，右腿上抬，膝盖与臀部保持水平，大腿和小腿呈90度角。

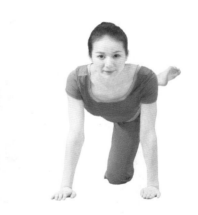

3. 呼气，小腿向外侧伸直，大腿保持不动，此时右腿与地面平行。然后还原姿势，换另一侧练习。

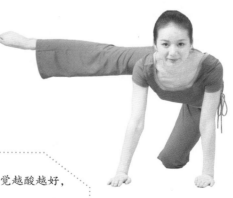

小贴士

每天坚持练习，腿和臀会产生酸痛感，感觉越酸越好，当然也要根据个人体力适度练习，不要太勉强。

踮脚翘臀式

难易程度：★ ★ ★ ☆ ☆

/功 效/

- 具有紧实臀部肌肉及提肛的效果，还可以美化臀部线条和提臀，让臀部呈现优美的曲线。

- 可以拉伸腿部肌肉，美化腿形。

重复次数
4次

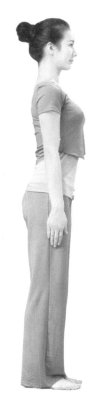

1. 双腿自然分开站立，昂首挺胸，双臂自然下垂。

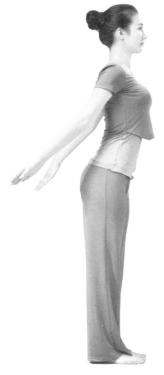

2. 身体向前倾，两臂向后延伸，臀部向后翘，尾椎向后顶，腰椎向前倾。

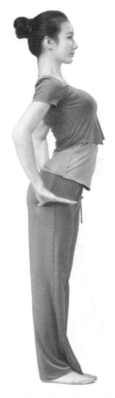 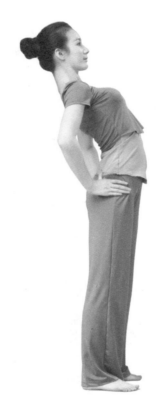 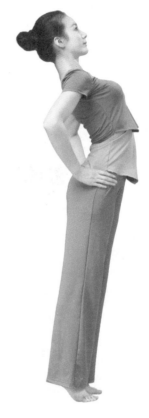

3. 双手虎口置于臀部下缘,抬头挺胸。

4. 上体向后仰,下身姿势保持不变。

5. 踮起脚跟,身体尽量朝后仰。腰腹部向前推送,眼睛平视前方。

小贴士

练习时,双手虎口放在臀部下缘承扶穴处,同时脊柱、胸和腰要尽量往前挺,以达到锻炼的效果。

天鹅潜水式

难易程度：★ ★ ★ ☆ ☆

/功 效/

- 改善臀部曲线，紧实臀部肌肉。
- 减少背部多余脂肪。

重复次数
4次

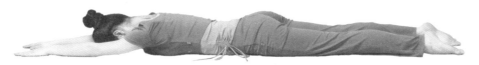

1. 俯卧，额头点地，双臂向前伸直，紧贴地面，直到极限。

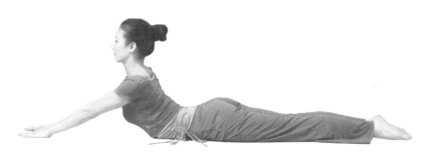

2. 手臂伸直，双手着地用以支撑身体，上身抬起，大腿与臀大肌保持紧缩状态。

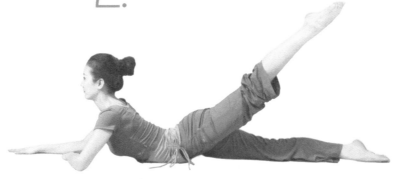

3. 左肘弯曲，支撑上半身。左腿伸直，上抬至极限，背部也上抬。保持动作5秒。

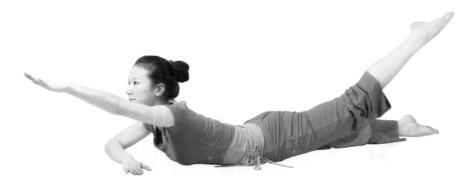

4. 左手上抬，伸展至极限。

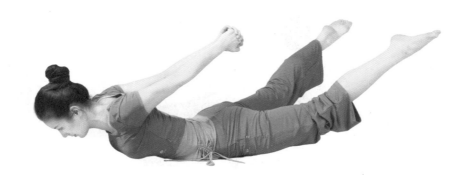

5. 小腹微收，双手于身后相握，身体上抬，持续10秒。然后放松身体，换另一侧练习。

小贴士

　　若双腿无法同时上抬，可将双臂屈于胸前，抬起上身，将左腿上抬至极限，再换腿练习。在练习过程中还要注意保持呼吸顺畅。

下蹲脊柱扭转式

难易程度：★ ★ ★ ☆ ☆

/功 效/

- 有助于消除腿部多余脂肪。
- 按摩腹部脏器，增强肠道功能，促进体内毒素排出体外。
- 滋养背部神经，保持脊柱弹性，使脊柱更加柔韧。

重复次数
4次

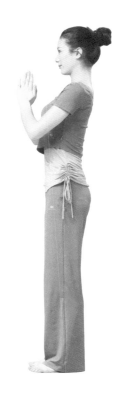

1. 自然站立，双腿并拢，脊柱挺直，双手于胸前合十，眼睛看向前方。

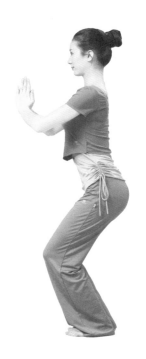

2. 屈膝，上半身保持不动，保持呼吸顺畅。

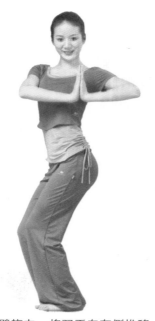

3. 右臂施力，将双手向左侧推移，同时头跟着移动，目光平视。

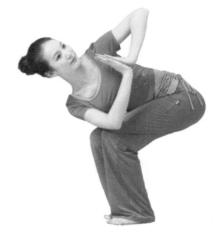

4. 呼气，下蹲，胸腹贴近大腿，上半身左转，右上臂贴于左大腿外侧。吸气，眼睛向上看。

小贴士

在扭转过程中，速度一定要放慢，注意力集中在背部，观察身体的反应，若背部产生剧烈疼痛，应立即停止。

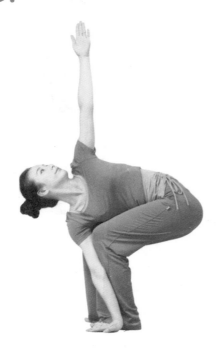

5. 右臂向下伸，右手掌贴于左脚外侧地面，指尖朝前。左臂向上伸展，眼睛看向左手指尖，感受身体的扭转。保持5秒，还原放松，换另一侧再做。

摩天式

难易程度：★ ★ ★ ☆ ☆

重复次数
4次

/功 效/

- 美化腿部曲线，使腿部更加纤细优美。
- 按摩腹部脏器，有助于排毒。滋养脊柱，保持脊柱弹性。
- 使胸部得到锻炼，防止乳房下垂。

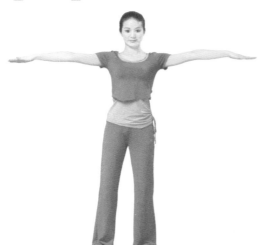

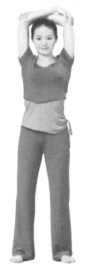

1. 自然站立，双腿分开，脊柱挺直。吸气，双臂侧平举，掌心向下。

2. 双臂伸直举过头顶，掌心相对。肘部弯曲，双手握住对侧肘部。

⚠️注意
初学者可用双脚着地代替踮脚，但要收紧腹部和保持平稳呼吸。

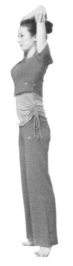

3. 吸气，脚跟上抬，脚尖着地，屏住呼吸，身体自然向上拉伸。

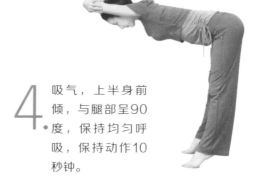

4. 吸气，上半身前倾，与腿部呈90度，保持均匀呼吸，保持动作10秒钟。

侧角伸展式

难易程度：★ ★ ★ ☆ ☆

- 锻炼大腿、双膝及脚踝，美化腿部线条。
- 有助于胸部肌肉的伸展。
- 消除腰部多余脂肪。增强肠道功能。

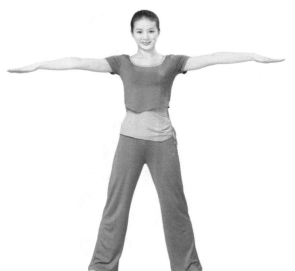

重复次数
4次

1. 站立，两脚大步张开，右脚尖向外，左脚尖向前，双臂侧平举。

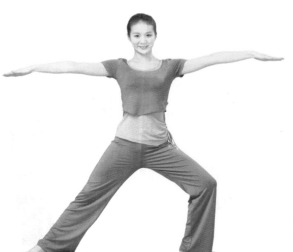

2. 左腿弯曲，大腿尽量与地面平行。

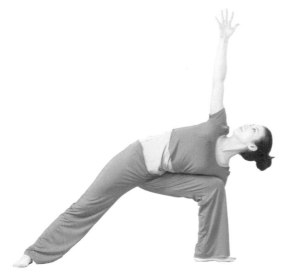

3. 将左手掌放在左脚踝外侧的地面上，手臂紧贴左小腿。呼气，右臂向上伸直，手掌朝前。脸部上仰，眼睛看向上方。

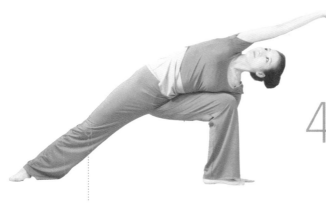

膝盖不要弯曲

4. 呼气，将右臂伸直贴耳举过头顶，右臂、身体和右腿呈一条直线。保持平稳呼吸，然后换另一侧再做。

小贴士

瘦腿的简单法则

1.多快走，多纵跳，多抬腿；少坐，少站，少蹲。这样可以防止下肢的血液循环受阻，预防腿部浮肿。

2.在每一个可能的时候踮脚，例如等车时、工作间隙，长期坚持下来会令小腿变得纤细修长。

3.跷二郎腿会导致小腿浮肿，严重影响腿部线条。

虎式

难易程度：★★★☆☆

重复次数
4次

/功 效/

- 可以使臀部肌肉得到锻炼，使臀部弹性得到提高。
- 使腿形得到美化。
- 有助于产后恢复体形。
- 改善肠道健康。
- 缓解背部僵硬。

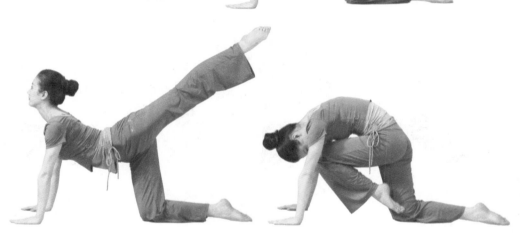

1. 身体呈跪姿，将双腿并拢，双臀垂直于地面，脊柱挺直并保持与地面的平行。吸气，将左腿向后伸直，保持与地面平行。

2. 蓄气不呼，将头部后仰，左腿上抬至最大限度，眼睛看向上方。

3. 慢慢呼气，将左膝向胸前移动，使大腿尽量靠近胸部，脚趾略高于地面，眼睛看向下方。吸气，然后还原，换另一侧练习。

小贴士

练习时应调整好颈部后仰的幅度，以免拉伤颈部。

新月式

难易程度：★ ★ ★ ☆ ☆

重复次数
4次

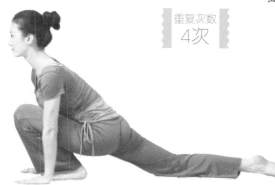

/功 效/

- 充分伸展臀部、腿部肌肉，美化腿部线条。
- 提高平衡感和专注力。

1 由雷电坐开始，膝盖用力，支撑臀和腿，左脚向前迈出一大步。将右脚向后伸出，脚趾向后，小腿和膝盖紧贴地面。

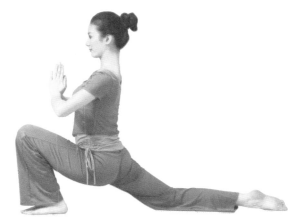

2 双手合十放于胸前，目光平视，弯曲左膝，小腿垂直于地面。昂首挺胸，挺直背部，大腿有上抬之感，保持姿势不动。

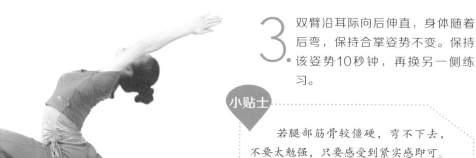

3 双臂沿耳际向后伸直，身体随着后弯，保持合掌姿势不变。保持该姿势10秒钟，再换另一侧练习。

小贴士

若腿部筋骨较僵硬，弯不下去，不要太勉强，只要感受到紧实感即可。

鹭鸶式

难易程度：★ ★ ★ ☆ ☆

- 充分拉伸腿部韧带，增加腿部肌肉弹性。
- 此套动作还可以预防小腿抽筋。

重复次数
4次

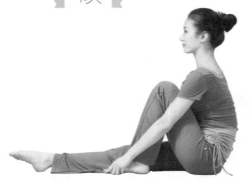

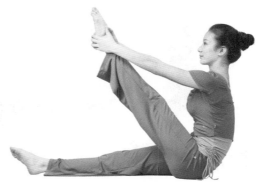

1. 坐立，右腿向前伸，绷直，双手抱住左脚掌，尽量使左脚跟贴近臀部，吸气。

2. 呼气，同时左腿上抬，伸直，再吸气。

小贴士

若感到腿部僵硬，无法伸直，只要做到自己的最大限度即可。

3. 呼气，挺直脊背，将左腿缓慢地拉近身体，持续10秒，保持自然呼吸。还原，换腿做相同的练习。

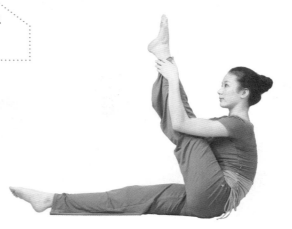

高级篇

坐角式变形

难易程度：★★★★☆

- 充分地舒展胸大肌，增强胸肌弹性，有效防止乳房下垂。
- 美化手臂曲线。

重复次数
5次

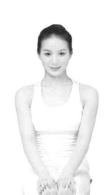

1. 坐立，双腿向前伸直，背部挺直，双手放于腿上。

⚠️注意
在练习中，双腿应伸直。双手肘关节不能弯曲。

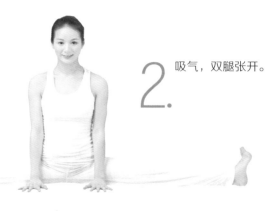

2. 吸气，双腿张开。

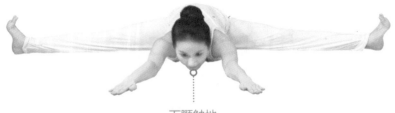

下颚触地

3. 呼气，上身向前屈，双臂向前伸直，下颚触地。

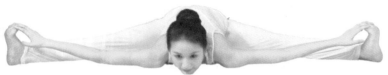

双手勾住两脚
的大脚趾

4. 双臂向外扩，使肩部和上臂贴向地面，双手勾住两脚的大脚趾。

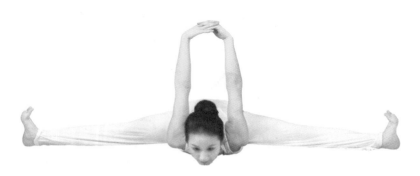

5. 双臂上举，双手手指于背部上方交叉，保持平稳呼吸，并保持此姿势数秒钟，慢慢恢复至初始动作。

单腿背部伸展式

难易程度：★ ★ ★ ★ ☆

/功 效/

● 美化背部线条。

● 刺激腹部器官，按摩腹部。

重复次数
4次

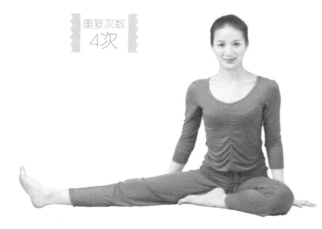

1. 坐立，双腿向前伸，双手放于身体两侧。左膝弯曲，左脚贴于大腿内侧，左膝盖外侧贴紧地面。

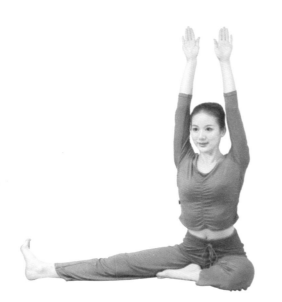

2. 吸气，双臂向上伸举，头部位于双臂之间。

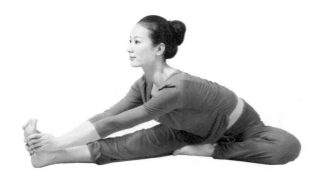

3. 呼气，同时放低双手。吸气，双手抱住右脚，挺胸，慢慢将腹部拉长，眼睛平视前方。

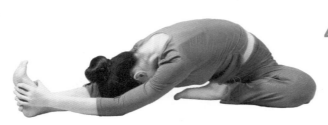

4. 呼气，上身缓缓向下弯曲，双肘稍向外用力，以帮助上身下俯，颈部放松，下巴朝膝盖靠拢，继续向下压，最终达到头触膝盖。保持此动作10秒钟。吸气，然后回到初始动作，以同样的方法练习另一边的动作。

小贴士

初学者如果身体柔韧性不好而无法做第三、四步双手抱住伸直的腿部的动作，不可过于勉强，以免受伤。

双腿背部伸展式

难易程度：★★★★☆

/功 效/

- 充分舒展背部肌肉，具有消除背部疲劳和减少背部赘肉的效果。
- 促进身体血液循环，刺激腹部器官。

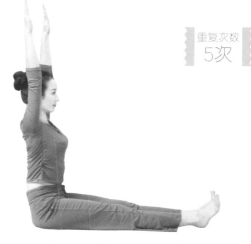

重复次数
5次

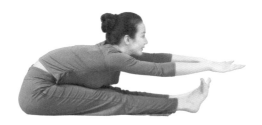

1. 坐立，双腿并拢，向前伸直，脊柱挺直，缓缓吸气，双臂向上举起，贴近双耳。

2. 呼气，同时将上身缓缓向前伸展，保持双臂伸直，且与地面平行，胸腹部紧贴大腿。

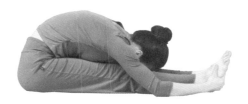

3. 呼气，将上身向下压，双手十指交握，抱住双脚脚跟，将脸部贴紧小腿。闭上眼睛，将意志力放在眉心，保持平稳呼吸，保持姿势数秒钟。

小贴士

如果柔韧性不好，可以借助瑜伽带来完成动作。

轮式

难易程度：★★★★★

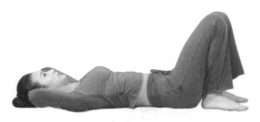

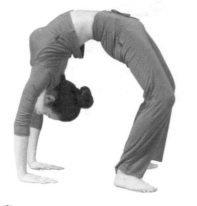

⚠**注意**
练习时注意手肘不要外扩。

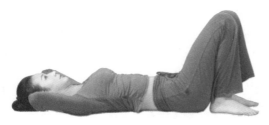

/功 效/

- 增强腰腹部肌肉群的力量和弹性，加速腰腹部脂肪的燃烧，消除腹部赘肉。增强双臂的力量。

- 促进全身血液循环，增强身体免疫力。

重复次数
3次

1. 仰卧，双膝弯曲，双脚尽量靠近臀部，双手向后放于头部两侧，双手指尖指向肩部方向。

2. 吸气，将身体向上抬起，使躯干呈拱形，用双脚和双手的力量来支撑身体，保持此姿势数秒钟。

3. 呼气，将身体放下，恢复至初始姿势。

全骆驼式

难易程度：★ ★ ★ ★ ☆

/功 效/

- 此体位中身体后仰的动作能令腹部的正面与侧面肌肉得到充分的伸展，可有效刺激腹部脂肪，从而促进脂肪消耗，达到消除腹部赘肉的效果。

重复次数
5次

1. 跪坐，臀部坐于双脚脚踝上，脚心朝上。上身前屈，胸部和腹部紧贴大腿前侧。双臂向前伸直，头部触地。

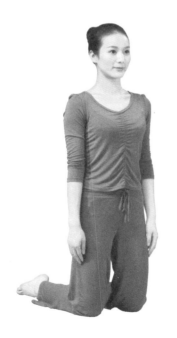

2. 跪立，双腿分开至与肩同宽，脚心朝上，双臂自然放于身体两侧。

小贴士

练习者如果患有高血压或者低血压、偏头痛、失眠症、严重的腰椎和颈椎疾病，请避免此体位的练习。

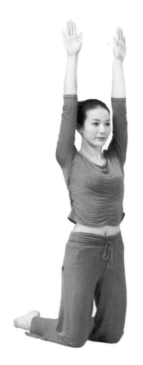

3. 双臂向上举起，眼睛平视前方。

4. 身体后仰，右手触摸左脚跟，保持左臂与身体垂直，同时向斜上方伸直，眼睛看着左手指尖。

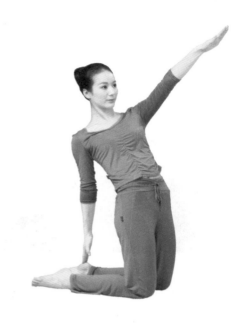

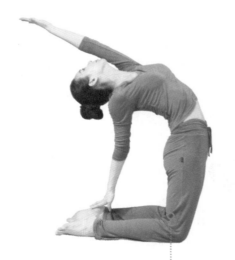

大腿与地面呈90度角

5. 呼气，身体向后仰，骨盆向前推，大腿与地面呈90度角，左手臂向后方伸直，保持此姿势并调整好呼吸。然后还原至初始动作，再换手继续练习。

上轮式变体

难易程度：★ ★ ★ ★ ★

/功 效/

- 使腰部的肌肉得到充分拉伸，加速腰部血液循环，从而减少腰部赘肉。只需坚持练习，就能拥有令人羡慕的小蛮腰。
- 按摩腹部脏器，增强消化能力。
- 使膝盖得到拉伸，加强膝盖的灵活性。
- 有助于舒缓精神紧张的症状。

重复次数
4次

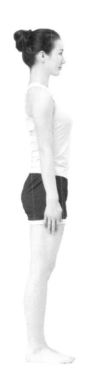 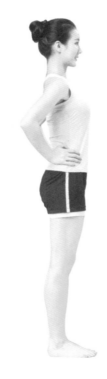 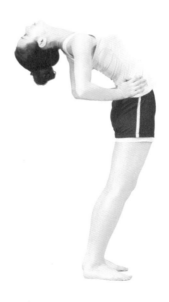

1. 站立，背部挺直，双脚分开与肩同宽，双臂自然放于身体两侧，眼睛平视前方。

2. 双手置于腰部两侧，保持平稳呼吸。

3. 吸气，骨盆向前推送，上身朝后倾，尽量使头部与地面垂直，将全身重心放于双腿上。

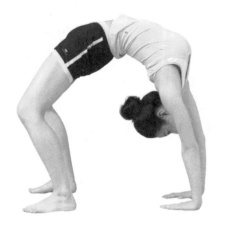

4. 身体继续朝后仰，双臂伸开，手掌贴地，保持双肘伸直，指尖朝内。

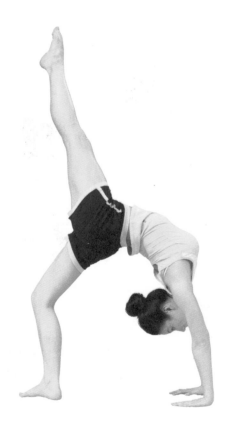

小贴士

此体位对身体综合素质要求较高，初学者应在专业教练的指导下进行练习。

5. 右腿保持姿势不变，左腿向上慢慢抬起，直至与地面垂直。保持此姿势5秒钟后呼气还原。

鸽子式

难易程度：★★★★☆

/功 效/

- 强化侧腰肌，消除腰部赘肉。
- 强化臀肌，减少腰、臀、髋部脂肪，令肩关节变柔韧，伸展臀部肌肉。
- 扩展胸部，具有丰胸功效，也能很好地消除两侧的副乳。

重复次数
4次

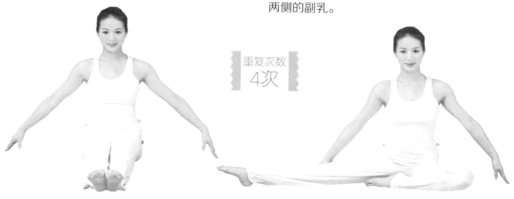

1. 坐立，背部挺直，双腿并拢向前伸直，双手放于身体两侧，指尖触地。

2. 双腿向两侧打开伸直。左腿弯曲，左脚跟放于会阴部，右腿紧贴着地面。

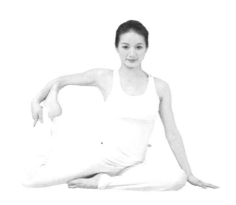

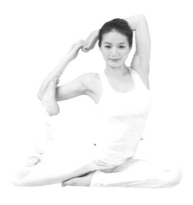

3. 右腿屈膝，右小腿与大腿垂直，右脚尖指向上方。右手弯曲，用右手肘内侧揽住右脚，保持背部挺直。

4. 左手向后伸展，与右手于脑后相扣，双腿姿势不变。保持此姿势10秒钟后回到初始动作，放松休息。

劈腿坐姿前扑式

难易程度：★★★★☆

- 塑造腿部优美线条，美化腿形。
- 此套动作还可以促进血液循环及新陈代谢。

重复次数
4次

1. 坐在地板上，向两侧依次伸直腿，尽量分到最大限度，大腿背部贴于地板上，脚趾指向天花板，手放到身后，提拉臀部。

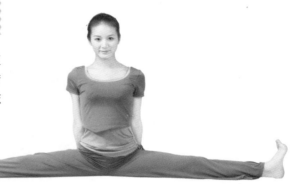

2. 身体微微向前倾，双手置于地板上，手指一点点向前挪，将胸部拉向地板。吸气，保持脊椎挺直，下巴下压，与地面尽量贴近，抬头目视前方，大腿施力，手指伸直。

3. 呼气，伸出手用中指和食指钩住大脚趾或握住脚踝，下巴贴于地面，目视前方。保持该姿势5秒钟。慢慢还原身体，两腿并拢休息。

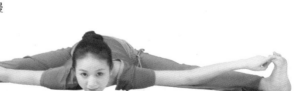

小贴士

若双腿不能完全打开，应根据个人情况，量力而行，熟练后再加大动作幅度。

踩单车式

难易程度：★ ★ ★ ★ ☆

/功 效/

- 紧实大腿肌肉，消除腿部赘肉，改善小腿曲线，美化腿形。
- 预防内脏下垂，促进全身新陈代谢。

重复次数
4次

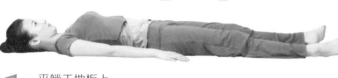

1. 平躺于地板上。

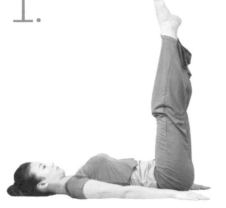

2. 吸气，将双脚向天花板伸展，吐气。

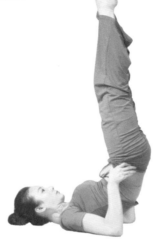

3. 吸气，臀部上抬，双手撑腰，身体重心放在手上，保持姿势不动，深呼吸。

小贴士

　　每次应持续练习10秒钟以上。此动作对防止下半身肥胖有很好的效果。

4. 配合呼吸的节奏，双脚以踩脚踏车的方式轮流踩动。坚持练习10秒钟以上，再慢慢还原。

神猴式

难易程度：★★★★★

- 使腿部后侧肌肉和韧带得到充分伸展，美化腿部线条。
- 调整骨盆位置。

重复次数
4次

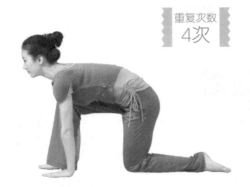

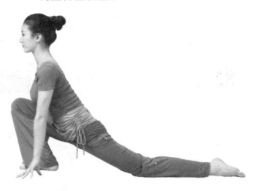

1. 左腿跪地，右腿弓步屈膝，双手置于右腿两侧。

2. 身体重心向右腿移动，左腿伸直，小腿紧贴于地面。

3. 将身体重心回收，脊背与地面垂直，双臂置于体侧，双手撑地，将右腿缓慢伸直。

小贴士

初学者可选择一腿弯曲的方式，练习多次后再选择劈腿，以免拉伤腿筋。

4. 双手合十于胸前，保持10秒钟，调整呼吸。然后换腿做相同的练习。

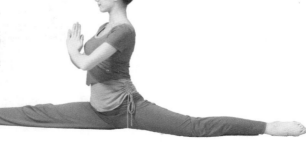

单腿天鹅平衡式

难易指数：★ ★ ★ ★ ★

重复次数
3~4次

/功 效/

- 增加腿部肌肉力量，拉伸大腿和小腿，消除腿部脂肪，让腿形变得更加笔直纤细。

- 使腰肢更灵活，滋养背部和面部神经，振奋精神，还能大大提高平衡能力。

⚠️**注意**
双臂呈一条直线，肩部自然下沉。

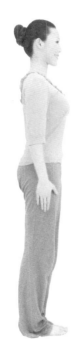 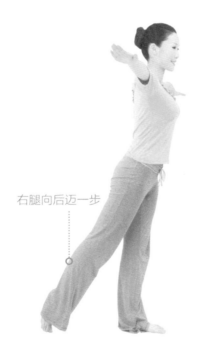 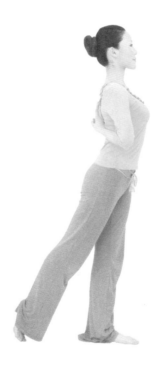

右腿向后迈一步

1. 山式站立，双手自然放在身体两侧，眼睛平视前方，均匀呼吸。

2. 吸气，右腿向后迈一步，右脚脚尖点地，左腿姿势不变，双臂向两侧平举，与肩同高。

3. 呼气，双臂绕至背后，弯曲双肘，双手在背后合十，腰背挺直。

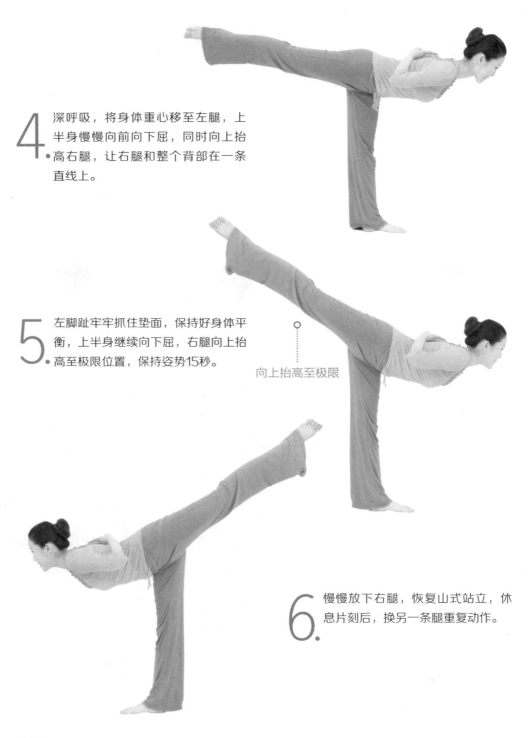

4. 深呼吸，将身体重心移至左腿，上半身慢慢向前向下屈，同时向上抬高右腿，让右腿和整个背部在一条直线上。

5. 左脚趾牢牢抓住垫面，保持好身体平衡，上半身继续向下屈，右腿向上抬高至极限位置，保持姿势15秒。

向上抬高至极限

6. 慢慢放下右腿，恢复山式站立，休息片刻后，换另一条腿重复动作。

第四章

养生瑜伽

瑜伽体式中的各种挤压、拉伸、折叠的动作，可以滋养脊柱和五脏六腑，消除疲劳，纾解压力，有益身心健康。本章介绍的瑜伽体式能强化神经系统、内分泌腺体和主要器官的功能，有益于身体健康。

吉祥坐

难易指数：★★☆☆☆

/功 效/

- 有效改善骨盆区域的血液循环，滋养生殖系统，同时锻炼脊柱下半段。
- 缓解膝关节僵硬感，使两腿和两髋变柔软，使人的情绪更镇定。

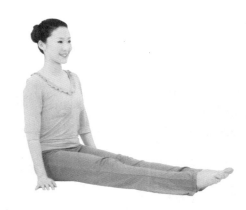

1. 挺直腰背坐在垫子上，双腿向前伸直并拢，双手放在身体两侧的地面上。

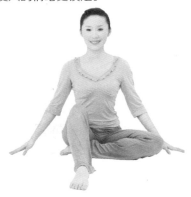

2. 向上弯曲右腿，右脚掌着地。再弯曲左小腿，左脚脚跟抵住右大腿内侧。

3. 弯曲右膝，将右脚放在左大腿和左小腿肚之间，双手扶住两膝盖。保持动作5分钟或更久的时间，然后松开双腿。

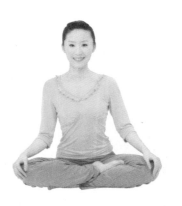

小贴士

患有坐骨神经痛或骶骨疾病的人不适宜练习此坐姿，久坐的上班族可以多多练习。

猫伸展式

难易指数：★ ★ ☆ ☆ ☆

/功 效/

- 缓解痛经，有助于改善月经不规律，帮助产后妇女的子宫回复正常位置。
- 增加颈椎、腰椎的灵活性，美化上半身线条。

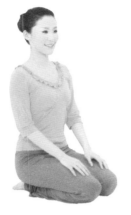

重复次数
6次

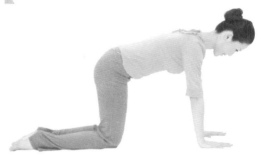

1. 取雷电坐姿，腰背挺直，双手放在两大腿上，眼睛平视前方，均匀呼吸。

2. 上半身向前倾，双手撑住膝盖前方的地面，背部与地面平行，大腿与小腿垂直，身体呈四角状。

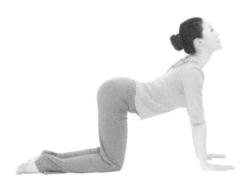

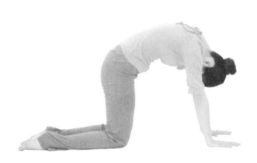

3. 吸气，向下塌腰，使背部向下凹，头部抬高并尽量向后仰，胸部和臀部也随之抬高，整个背部呈向下的弯月形，保持姿势20秒。

4. 呼气，身体回到正中，再次深吸气，将背部向上拱起，头部自然垂下，眼睛看向自己的肚脐眼，整个背部呈向上的弯月形，保持姿势20秒。然后取任意坐姿放松休息。

磨豆式

难易指数：★★☆☆☆

- 促进骨盆区域的血液循环，有效缓解痛经、月经不调等症。
- 锻炼腰腹部肌肉，充分燃烧腹部多余脂肪，让小腹变平坦。

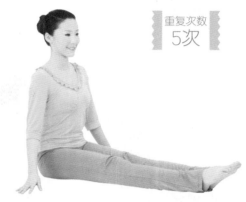

重复次数
5次

1. 腰背挺直坐在垫子上，双腿向前并拢伸直，双手放在身体两侧，眼睛平视前方，调整呼吸。

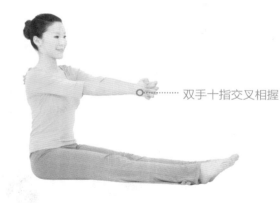

○········ 双手十指交叉相握

2. 吸气，双臂在胸前平举，与肩同高，双手十指交叉相握。

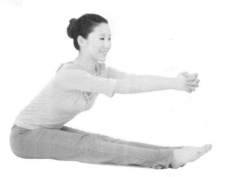

3. 呼气，以髋部为重心，腰腹部为轴点，双臂带动上半身向前倾。

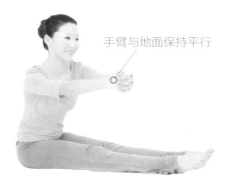

手臂与地面保持平行

4. 双腿保持伸直不变，双臂带动上半身慢慢转向右侧，继续转动腰部，上半身慢慢直立，两手臂始终与地面保持平行。

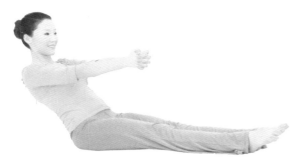

5. 身体像推磨一样，手臂和上半身同时向后仰。

⚠ **注意**
双腿伸直，保持贴地，不要翘起。

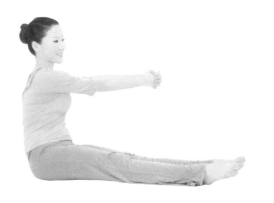

6. 身体继续转动到左侧，顺时针推磨一圈后，身体回正，再逆时针推磨一圈。然后松开双手，取简易坐姿，按摩手臂和腹部，放松休息。

小贴士

在整个练习过程中，双臂和双腿都要伸直，保持均匀的推磨速度。

简易脊柱扭转

难易程度：★★☆☆☆

- 按摩腹部脏器，有助于促进肠道消化功能。
- 舒展颈部肌肉，美化颈部曲线。

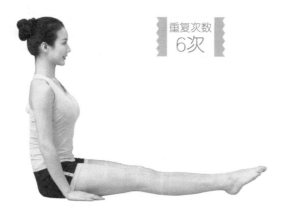

重复次数
6次

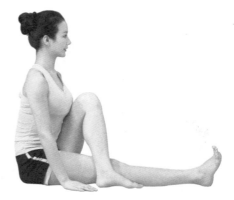

1. 坐立，脊柱挺直，双腿并拢，向前伸直，双手自然放于身体两侧。

2. 左腿弯曲，将左脚贴于右膝外侧。

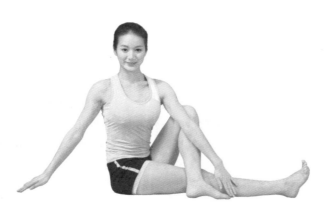

3. 吸气，头部转向右后侧，脊柱随着头部的转动也朝右后侧扭转，保持此姿势几秒钟后恢复至初始动作。

 小贴士

练习时请保持腰背挺直，伸直的腿不要离开地面。

蝴蝶式

难易指数：★ ★ ☆ ☆ ☆

重复次数
2~3次

/功 效/

- 伸展背部，滋养脊柱，促进背部血液循环。
- 紧实大腿内侧肌肉，使膝关节和踝关节更灵活，美化腿形。

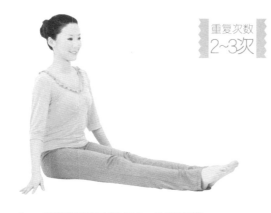

1. 腰背挺直坐在垫子上，双腿向前并拢伸直，双手放在身体两侧，眼睛平视前方，调整呼吸。

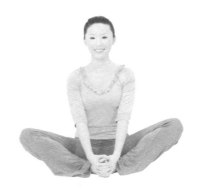

2. 吸气，弯曲双膝，两脚脚心相对，双手握住两脚尖，将脚后跟尽量拉近会阴处，双腿向两侧打开。

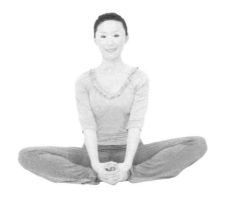

3. 呼气，双腿用力，将双膝尽量下压，然后再抬起，再下压，让双腿像蝴蝶翅膀一样，上下扇动50次。之后松开双手和双腿，按摩大腿内侧的肌肉，放松休息。

小贴士

双腿抖动的次数没有强制要求，可依照个人体力和兴趣增减。

战士一式

难易指数：★ ★ ★ ☆ ☆

- 促进腹腔区域血液循环，促进肠道蠕动能力，缓解便秘症状。
- 增强双腿的力量，提高身体平衡性；削减腿部多余脂肪，美化腿部线条。

重复次数
5次

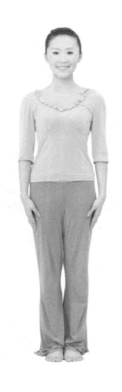

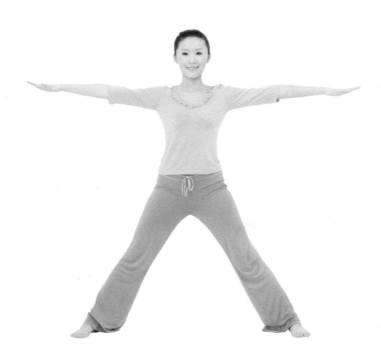

1. 山式站立，挺直腰背，双臂自然地垂放于身体两侧，眼睛平视前方。

2. 吸气，双腿分开约两肩宽，两臂向两侧打开至与肩同高，调整呼吸。

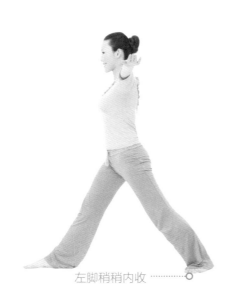

左脚稍稍内收 ┄┄┄┄┄

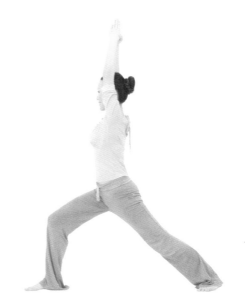

3. 呼气，右脚微微向外旋转，左脚稍稍内收，双手及上身向右侧转动，眼睛看向正右前方。

4. 深呼吸，向前弯曲右腿，让右大腿与右小腿尽量垂直，双臂向头顶上方伸展，双手合十，保持姿势30秒。

小贴士

该体式的重点是双臂向上伸展时，能感受到脊柱一节节地往上拉伸，不要缩脖耸肩。

左大腿与左小腿尽量垂直

5. 直起双腿，换左腿弯曲，身体向左侧转动，保持姿势30秒后，恢复到初始姿势，放松全身。

战士二式

难易指数：★★★☆☆

- 促进全身气血循环，增强下半身力量，提高身体的平衡能力，滋养神经。
- 拉伸大腿后侧肌肉群，有效预防腿部浮肿，消除腿部多余脂肪。

重复次数
8次

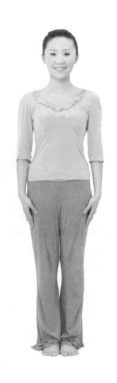

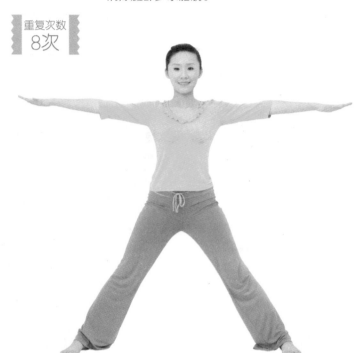

1. 山式站立，挺直腰背，双臂自然地垂放于身体两侧，眼睛平视前方。

2. 吸气，将双腿分开到大约两肩宽处，再抬起双手手臂，将两臂向身体两侧打开，直至与肩同高，调整自己的呼吸。

小贴士

练习时要让平举的双臂始终在一条直线上，腰背挺直，向后伸展的腿保持直立，膝盖不要弯曲，才能收到最佳效果。

3. 保持双臂姿势不动，将右脚微微向外转动，左脚稍稍内收。吸气，弯曲右膝至个人极限处，同时将头部转向右边，让眼睛看向右手的方向。呼气，保持姿势30秒。

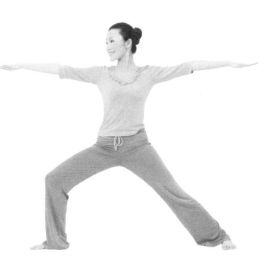

4. 收回右腿，弯曲左腿，让眼睛看向左手方向，保持姿势30秒后回到常规站姿休息。

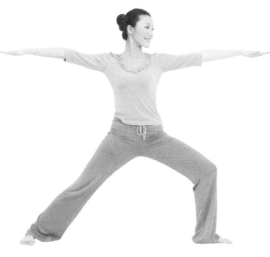

5. 取任意舒适的坐姿，双手环抱小腿，调整呼吸，逐步放松全身。还可以用双手对小腿和脚踝处进行按摩。

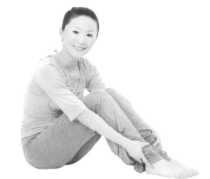

坐姿侧弯式

难易指数：★ ★ ★ ☆ ☆

/功 效/

- 身体的侧弯动作能滋养及按摩腹腔内脏，加速体内排毒，强化身心。
- 拉伸腿部肌肉群，加强膝关节的柔韧性，还能够缓解疲劳。

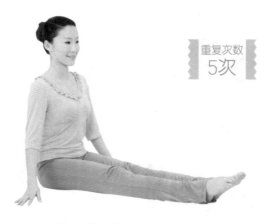

重复次数
5次

1. 取山式坐姿，双腿伸直并拢，双臂自然垂放于身体两侧，眼睛平视前方。

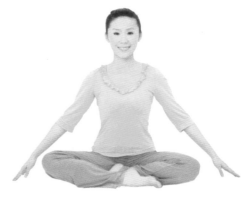

2. 保持双臂不动，将双腿盘成任意舒适的坐姿，调整呼吸。

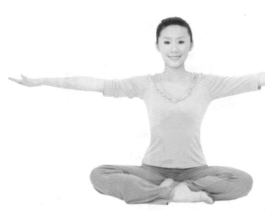

3. 深吸气，向上伸展脊柱，同时将双臂向两侧打开至与肩齐高。

小贴士

上身向一侧弯曲时，应保持膝盖外侧不离地。

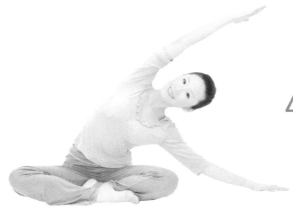

4. 呼气，保持双腿姿势不变，以腰腹部为轴点，将上半身向左侧弯曲，并让左手扶住垫面，右手尽量去找寻左手的方向，保持姿势30秒。

⚠ **注意**
可根据自身情况，灵活调整身体弯曲的幅度。

⬦⬦⬦⬦⬦⬦⬦⬦⬦⬦⬦⬦⬦⬦⬦⬦⬦⬦⬦⬦⬦⬦⬦⬦

⊕ **增加难度**

如果觉得练习该体式时身体比较轻松，可以适当增加难度，将双腿盘成莲花坐，然后再练习该体式。

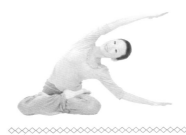

⬦⬦⬦⬦⬦⬦⬦⬦⬦⬦⬦⬦⬦⬦⬦⬦⬦⬦⬦⬦⬦⬦⬦⬦

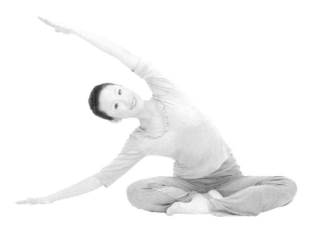

5. 让身体回到正中后，换另一侧重复练习，保持姿势30秒。

飞鸟式

难易指数：★ ★ ★ ☆ ☆

- 舒展胸腔，扩展背部，有效预防含胸驼背现象，提升精气神。
- 增强腿部肌肉的力量，消除腿部赘肉，美化腿部线条。

重复次数
3次

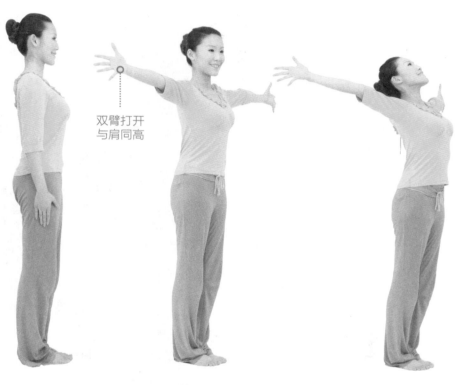

双臂打开
与肩同高

1. 山式站立，挺直脊柱，双手自然垂于体侧，眼睛平视前方，调整呼吸。

2. 吸气，保持双腿姿势不动，向身体两侧打开双臂，直至双臂与肩同高。

3. 呼气，尽量向后伸展双臂，感受胸部不断向外扩张的感觉，想象自己像飞鸟在翱翔一样。保持姿势30秒，之后回到常规站姿休息。

躺姿
脊柱扭转式

难易指数：★ ★ ★ ☆ ☆

/功 效/

- 提高脊柱柔韧性，提高体内气血畅通程度，使人思维更清晰。
- 提高髋部灵活性，增强腰腹部脏器功能，加速排毒。

重复次数
3次

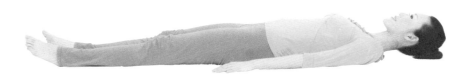

1. 仰卧在垫面上，双腿并拢伸直，双臂自然放于体侧，调整呼吸。

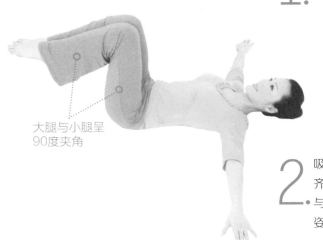

大腿与小腿呈
90度夹角

2. 吸气，将双臂向两侧打开至与肩齐高，并向上抬高双腿，让大腿与小腿呈90度夹角。呼气，保持姿势5秒。

小贴士

练习该体式时，在向两侧转动双腿和头部时，要始终保持手臂、肩部和背部贴地不动。

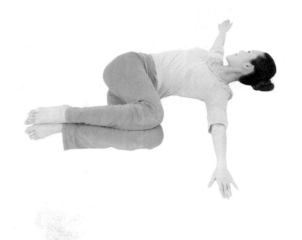

3. 再次深呼吸，将双腿向左侧倒，头部向右扭转，感受脊柱被彻底扭转的感觉，保持姿势20秒。

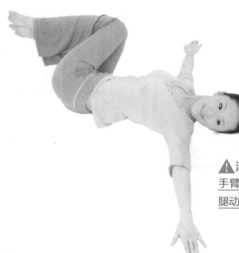

4. 让双腿及头部回到正中，休息片刻后，将双腿向右侧倒，头部向左侧扭转，反向重复练习，保持姿势20秒。

⚠注意
手臂始终紧贴地面，不要因为双腿动作而跟着移动。

5. 松开双手及双腿，换另一侧腿部方向重复练习，保持姿势30秒，之后回到步骤1仰卧休息。

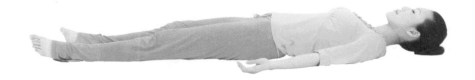

卧佛式

难易指数：★ ★ ★ ☆ ☆

/功 效/

- 加强侧腰处的肌肉伸展，滋养和按摩腹腔内脏，提升内脏功能。
- 增强手臂及腿部力量，令四肢更修长、纤细。

重复次数
5次

1. 侧卧在垫面上，伸直双腿，左手撑住头部，右手置于胸前垫面上。

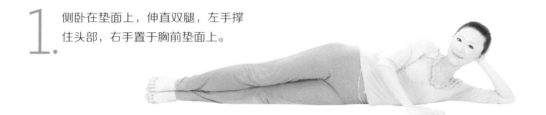

2. 吸气，保持上半身姿势不动，向上弯曲右腿，将右腿放到左腿膝盖前方的垫面上，脚趾尖点地。

3. 左手及头部、腿部保持不动，右手在右腿膝盖处打成莲花指，保持姿势30秒。

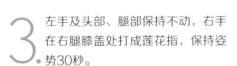
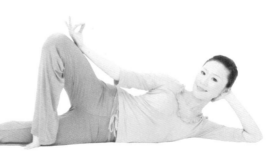

小贴士

练习此动作时，要让身体始终在同一平面内，不要含胸驼背或弯曲腿部。

双升龙式

难易指数：★★★☆☆

/功 效/

- 有效锻炼腿部，增强腿部柔韧性，提高身体的平衡能力。
- 按摩腹腔内脏，增强消化吸收功能，缓解便秘。

重复次数
8次

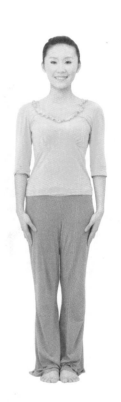

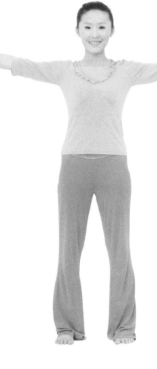

1. 山式站立，挺直腰背，双臂自然地垂放于身体两侧，眼睛平视前方。

2. 将双腿微微分开站立，抬起两手手臂，向身体两侧缓缓打开，一直打开到与肩齐高的水平角度。调整呼吸，保持腰背挺直。

小贴士

练习双升龙体式时，注意要保持腰背的挺直，不要含胸驼背。此外，两手向身体两侧打开时，要保持在一条线上。

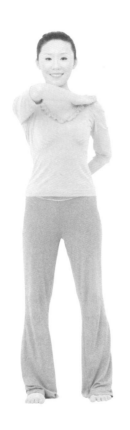

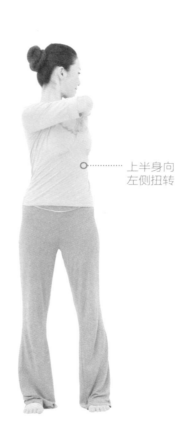

上半身向
左侧扭转

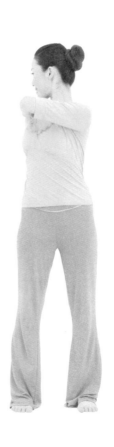

3. 吸气，保持双腿姿势不动，弯曲双臂，将右臂向前弯曲，用右手扶住左肩，将左臂向后弯曲贴住后腰。

4. 呼气，保持双腿不动，以腰腹部为轴点，将上半身向左侧扭转，带动双手继续伸展，头部转向左侧，感受脊柱的拉伸，保持姿势30秒。

5. 让身体回到正中，松开双手，休息片刻后换左手在上右手在下，向另一侧重复练习，保持姿势30秒。

侧身敬礼式

难易指数：★★★☆☆

/功 效/

- 有效锻炼全身肌肉群，塑造优美形体的同时刺激腹腔内脏，提高脏腑功能。
- 拉伸腿部，增加腿部肌肉力量，增强身体平衡感。

重复次数
3次

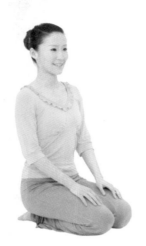
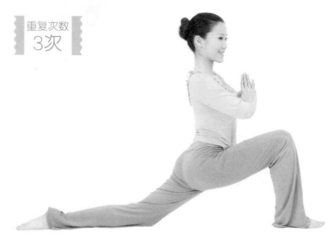

1. 取雷电坐姿，双手自然垂于大腿上，眼睛平视前方，调整呼吸。

2. 吸气，右脚往前迈一大步，左腿向后方伸直，感受右大腿内侧及左大腿外侧的拉伸，且上半身始终保持挺直，双手在胸前合十，眼睛看向前方。

小贴士

练习过程中，应时刻保持背部处于收紧和挺直状态，这样能增加身体平衡感，更好地锻炼身体。

3. 呼气，保持下半身姿势不动，将上半身向前、向右转动，直至左手肘能抵住右腿膝盖的外侧。保持姿势20秒。

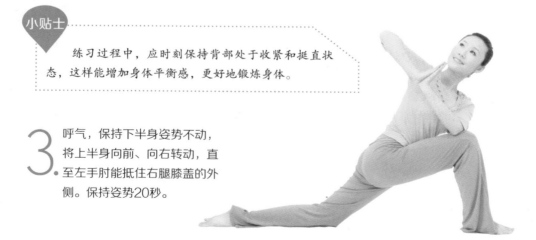

〉中级篇〈

半月式

难易指数：★ ★ ★ ☆ ☆

重复次数
2次

- 提高身体平衡能力，刺激肾上腺分泌，恢复身体的活力，消除身体疲劳感。
- 拉伸腿部、腰腹部及手臂处的肌肉群，美化身体曲线。

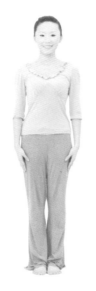

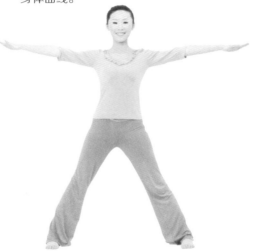

1. 山式站立，挺直腰背，双臂自然地垂放于身体两侧，眼睛平视前方。

2. 将双腿分开约两肩宽，两臂向两侧打开至与肩同高，调整呼吸。

3. 保持身体的平衡，弯曲左腿，并将上半身向左侧弯曲，直到左手掌触及左脚旁边的垫面为止，右手扶住侧腰。

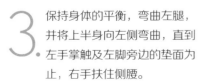

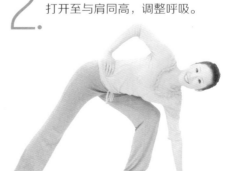

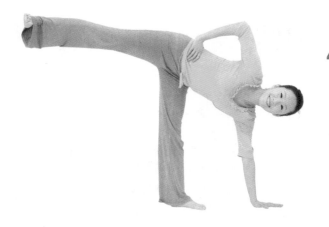

4. 调整身体平衡后，用力蹬直左腿，同时将右腿逐渐抬离垫面，尽量使右腿与地面平行，保持姿势30秒。

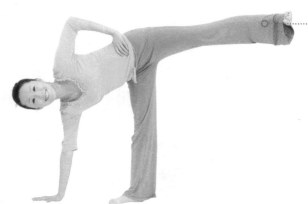

·············· 左腿与地面尽量平衡

5. 放下右手及右腿，换另一侧手脚重复练习。保持姿势30秒后，回到初始姿势放松全身。

⊕ 降低难度

如果用左手撑在垫面上很难使身体保持平衡的话，可在左手下边垫放一块瑜伽砖，以降低身体弯曲的幅度。

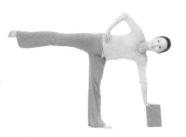

站立抱膝式

难易指数：★ ★ ★ ☆ ☆

/功 效/

- 按摩和刺激消化器官，防治胃胀、胃痛等病症。

- 使髋部更灵活，缓解下背部紧张感和僵硬感。拉伸大腿后侧肌肉群，消除萝卜腿。

重复次数
8次

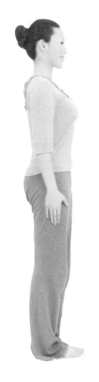

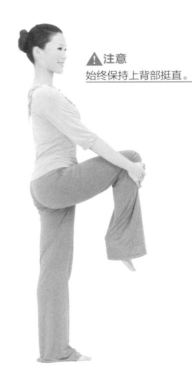

⚠️**注意**
始终保持上背部挺直。

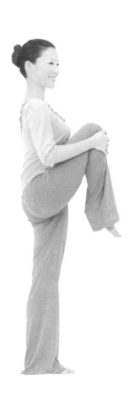

1. 山式站立，双手放在身体两侧，眼睛平视前方，调整呼吸。

2. 左腿姿势不变，向上弯曲右腿，双手交叉握住右膝，右脚脚尖绷直，指向地面。

3. 双手向胸部方向用力，带动右大腿及右膝贴近胸部，保持姿势20秒。

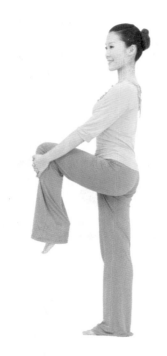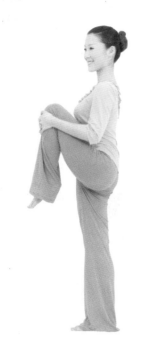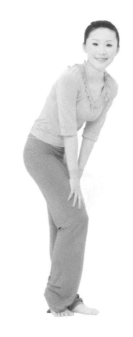

4. 放下右腿，恢复山式站立。保持右腿姿势不变，向上弯曲左腿，双手交叉抱住左膝。

5. 弯曲手肘，双臂用力，慢慢将左大腿和左膝拉近胸部，保持姿势20秒。

6. 松开双手，慢慢放下左腿，双腿轻轻抖动，双手按摩两大腿，放松休息。

小贴士

练习时，站立的那条腿要始终保持直立，膝盖不要弯曲，并维持好身体的平衡。

鹤式

难易程度：★ ★ ★ ☆ ☆

重复次数
4次

/功 效/

- 提高臀线及改善便秘现象。
- 改善血液向大脑的循环。
- 放松腰部。
- 强健双臂和手腕的肌肉，使手臂变得纤细。
- 让胸部自然坚挺，美化胸部曲线。
- 使腹部变得平坦。

小贴士

练习时请注意左右的平衡，且两边的练习时间和次数要一致。

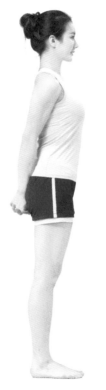

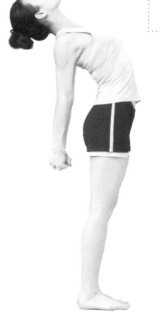

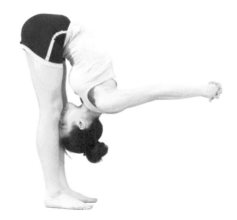

1. 站立，双腿并拢，双手于身后十指交叉。

2. 先吐气再缓缓吸气，上身尽可能地朝后仰，手向下伸直。

3. 吐气，将上身向前弯曲，使腰部与下身呈90度角。然后将头部朝腿部靠拢，双手朝头部举起。保持此姿势数秒钟后缓缓吸气，还原身体。

桥式

难易程度：★★★☆☆

- 提高身体柔软度，伸展内脏器官。
- 促进血液循环，缓解双腿疲劳。
- 刺激腰、腿、臀部肌肉，增强肌肉结实度。

重复次数
4次

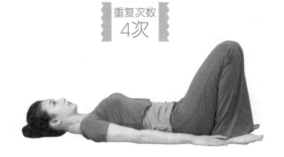

1. 平躺于地板上，双手放在身体两侧，手心向下，双膝弯曲，双脚分开与髋部同宽，脚跟与坐骨呈直线，脚尖向前。

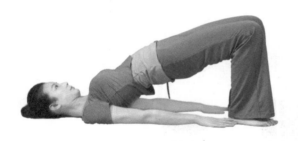

2. 双脚下踩，提起骨盆，臀部离地。当臀部向上抬高时，脊椎骨从下背部依次提起。臀部抬到最高位置，上背部也抬离地面。

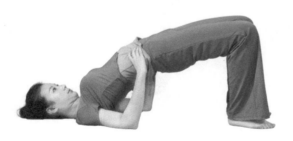

3. 双手支撑腰部，同时舒展胸部，使腰腹挺起，臀部抬得更高。持续5个呼吸后呼气，由上背部依次将脊椎骨慢慢放下，直到臀部回到起始位置。

小贴士

　　双膝间距始终保持与最初相同。

　　刚开始若很难靠腹部力量提起躯干，可以用手扶住腰抬起。每次做完动作后，把后O腰贴在地面上，稍作休息。

坐球伸展式

难易程度：★ ★ ★ ☆ ☆

/功 效/

- 促进全身血液循环。
- 缓解坐骨神经痛。
- 拉伸腰部肌肉，消除腰部赘肉。

重复次数
4次

1. 坐于瑜伽球上，双腿呈弓步分开，双臂打开，与肩膀保持在一条水平线上。

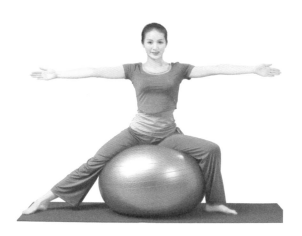

2. 呼气，上身朝右侧弯曲，左手抬高，右手放于膝盖上。

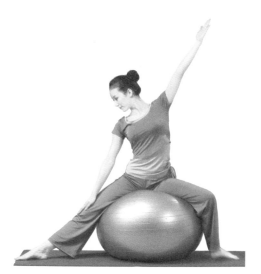

3. 吸气，向右下方压腰，右手移至小腿处，保持姿势10秒钟。

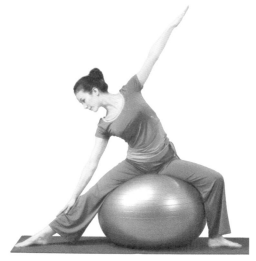

站姿前推球式

难易指数：★ ★ ★ ☆ ☆

- 提高专注力，增强身体平衡能力。
- 按摩腹部脏器，刺激消化系统，有助于清除肠道毒素和垃圾。
- 使手臂肌肉得到舒展，有助于美化双臂线条。
- 收紧腰腹部肌肉。

重复次数
4次

1. 双脚分开大于肩宽，双手向下伸直，压在瑜伽球上。

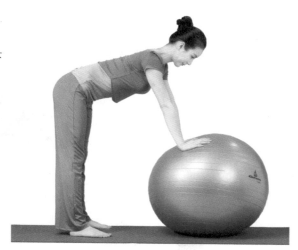

2. 推球，尽量向前伸展手臂和脊柱，保持平稳呼吸。

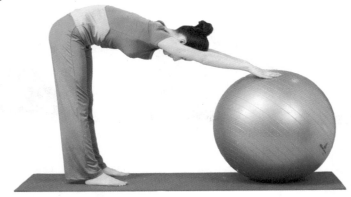

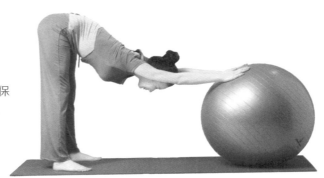

3. 背部尽量向下压，保持重心稳定，吸气。

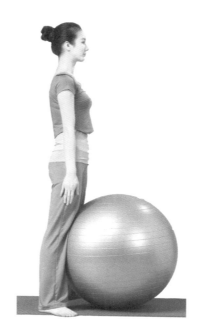

4. 上身缓缓抬起，还原到常规站姿。

小贴士

拉伸脊背时，肩膀不要用力，应该利用腰背的力量来拉伸身体。

拜日式

难易程度：★ ★ ★ ☆ ☆

- 有效舒展全身关节和肌肉，增强身体柔韧性，全方位滋养身体各脏器。
- 调整自律神经，预防各种神经系统、内分泌系统疾病。

重复次数
2次

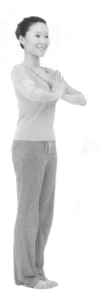

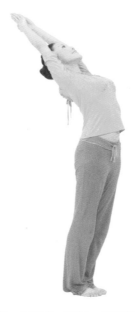

1. 祈祷式。腰背挺直站立在垫子上，双腿并拢伸直，双手在胸前合十，眼睛平视前方，均匀呼吸。

2. 后仰式。吸气，双臂向头顶上方伸展，带动上半身慢慢向后仰，直到弯曲到身体极限处，同时向前推出髋关节。

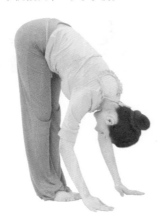

3. 前屈式。双臂带动身体慢慢恢复站立姿势，双腿保持伸直，上半身继续向前向下倾，双手撑住双脚前方的地面，头部自然下垂，保持姿势10秒。

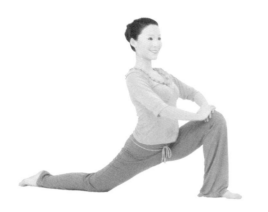

4. 骑马式。吸气，弯曲双膝，呼气，左腿向前跨一步，左小腿与地面垂直，右腿尽量向后伸展。双手交叠放在左膝上，腰背挺直，胸部尽量向外扩展，眼睛看向前方。

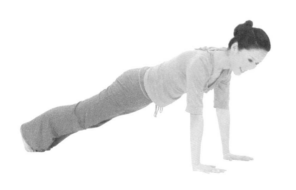

5. 斜板式。上半身向前倾，双手撑地，双臂伸直，左腿向后伸展，与右腿并拢，两膝盖绷直，两脚尖点地，用双臂和双脚支撑全身重量，身体呈一条直线，保持姿势10秒。

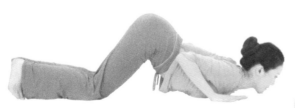

6. 八体投地式。吸气，弯曲膝盖，两膝着地。呼气，弯曲双肘，让胸部和下巴着地，髋部和腹部抬离地面。

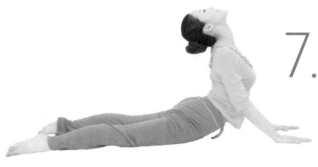

7. 眼镜蛇式。吸气，慢慢伸直双臂，腰部以上部位抬离地面，同时臀部下落，让下半身完全贴合在地面上，头部尽量向后仰，眼睛看向天花板。

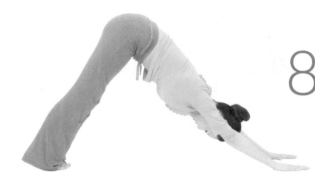

8. 顶峰式。呼气，双脚并拢，脚心贴地，双腿绷直，上半身慢慢向前俯，臀部逐渐抬起翘在半空，头部尽量下压，落在两手臂之间。

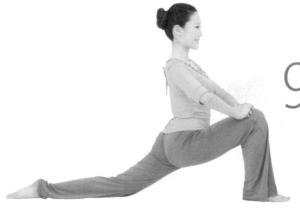

9. 骑马式。吸气，弯曲双膝，呼气，右腿向前跨一步，右小腿与地面垂直，左腿尽量向后伸展。双手交叠放在右膝上，腰背挺直，胸部尽量向外扩展。

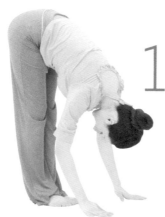

10. 前屈式。身体恢复站立姿势，上半身慢慢向前向下屈，与第3步姿势相同。

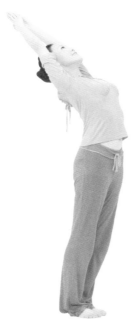

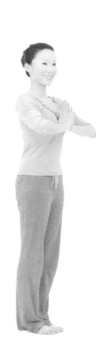

11. 后仰式。慢慢抬起上半身，双手在头顶合十，手臂带动头部和上半身一节一节向后仰，与第2步姿势相同。

12. 祈祷式。呼气，身体慢慢恢复原位，双手在胸前合十，回到第1步的姿势。然后用双手轻轻拍打肩部、背部、腹部、腿部等部位，逐渐放松全身。

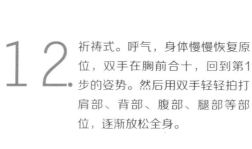

小贴士

　　在清晨起床后，迎着太阳做拜日式是效果最理想的。这个阶段做拜日式，更有利于提高身体代谢水平，让人一整天都保持活力，精力充沛且充满能量。

祁阳式

难易指数：★★★★☆

重复次数
3次

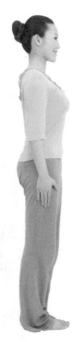 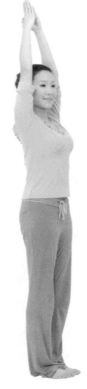 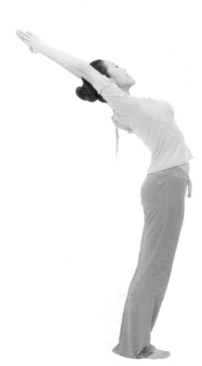

1. 山式站立，挺直脊柱，双手自然垂于体侧。注意眼睛平视前方，调整呼吸。

2. 将双臂向头顶处伸直，双手在头顶处保持合十状态。

3. 深吸气，以腰腹部为轴点，双臂向后上方用力，带动上半身向后弯曲。呼气，保持姿势10秒。

小贴士

如果双手在头顶处伸展时不能很好地保持身体稳定，可改用双手扶住腰腹部，降低难度。

十字脊柱扭转式

难易程度：★ ★ ★ ☆ ☆

/功 效/

- 滋养脊柱，增加脊柱柔韧性和弹性，消除疲劳，缓解压力。
- 有效拉伸腿部韧带，紧实腿部肌肉，帮助塑造优美腿形。

重复次数
5次

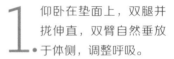

1. 仰卧在垫面上，双腿并拢伸直，双臂自然垂放于体侧，调整呼吸。

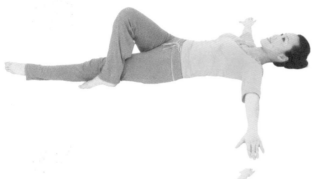

2. 保持左腿伸直不动，右腿向上弯曲并跨过左腿，将右脚脚掌放在左腿膝盖外侧，双臂向两侧打开至与肩齐高。

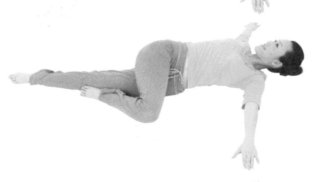

3. 保持双臂及左腿不动，将右腿向左侧倾倒，让右腿膝盖尽量触碰垫面，注意感受脊柱的扭转。

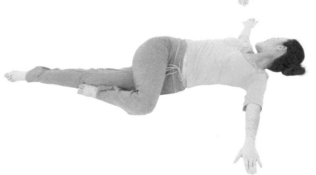

4. 头部向右扭转，保持姿势20秒。换方向重复练习，保持姿势20秒后伸直双腿休息。

眼镜蛇式

难易指数：★ ★ ★ ★ ☆

- 挤压腰腹部，按摩腹腔内脏，提高肠道蠕动力，促进身体排毒。
- 有效拉伸腹部肌肉群，预防腰腹部多余脂肪的堆积，美化身形。

重复次数
4次

1. 俯卧在垫面上，双腿并拢伸直，双臂自然垂于体侧，调整呼吸。

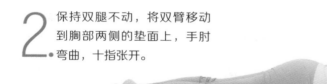

2. 保持双腿不动，将双臂移动到胸部两侧的垫面上，手肘弯曲，十指张开。

3. 吸气，慢慢将手臂伸直，使颈部、肩部、胸部和腹部依次离开地面。呼气，眼睛望向正前方。保持姿势10秒。

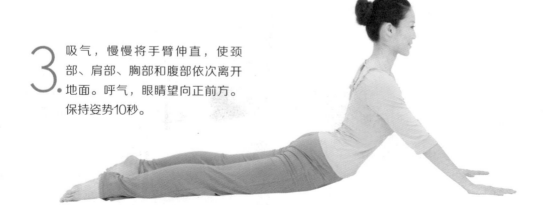

4. 吸气，保持腿部及双臂姿势不动，将头部尽量地向右侧扭转，下半身始终紧贴地面。保持姿势10秒。

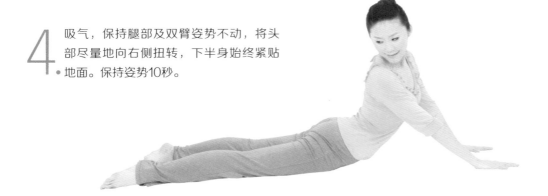

5. 让头部回到正中后，再将头部慢慢向左侧扭转，保持姿势10秒后，慢慢放下身体，回到正常躺姿，放松全身。

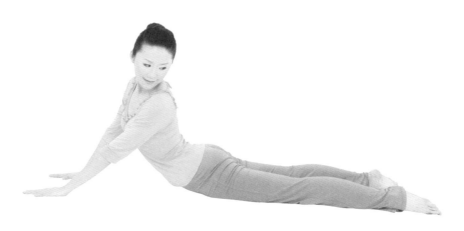

小贴士

下背部柔韧性不高或腰腹部不能承受过重压力的人，练习此动作时可稍稍分开双腿，降低对背部的压力。

高级篇

侧身脊柱
扭转式

难易指数：★ ★ ★ ★ ★

- 拉伸腿部，加强膝关节柔韧性，缓解压力和紧张的情绪，促进活力的恢复。

- 滋养脊柱，增强身体活力，锻炼腰腹部肌肉群。

重复次数
3次

1. 取山式坐姿，双腿伸直并拢，双臂自然垂放于身体两侧，眼睛平视前方。

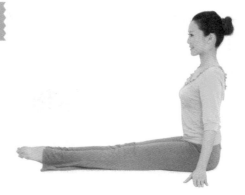

小贴士

练习该体式时，注意不要驼背，背部应该保持挺直的状态，才能达到伸展肌肉的功效。

2. 保持右腿伸直不动，将左腿朝上弯曲跨过右腿，同时让左脚落在右腿外侧的垫面上，挺直脊柱。

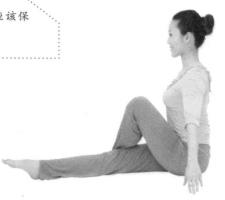

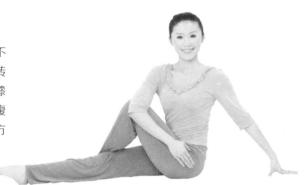

3. 吸气，保持下半身姿势不动，将上半身微微向左侧转动，右手手肘抵住左腿膝盖，让左大腿尽量靠近腹部，同时左手撑住臀部后方的垫面。

⊕ 增加难度

如果能很轻松地完成这个动作，可将双腿弯曲练习此动作，以增加难度。

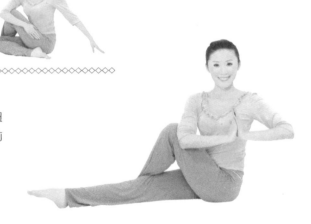

4. 呼气，保持腿部及上半身扭转的姿势不动，双手在胸前合十。保持姿势30秒。

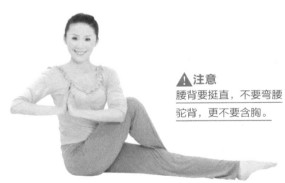

5. 松开双手及双腿，换另一侧手臂及腿部重复练习，保持姿势30秒，之后回到常规坐姿休息。

⚠ 注意
腰背要挺直，不要弯腰驼背，更不要含胸。

交叉平衡式

难易指数：★★★★★

- 加速血液循环，促进体内毒素排出，提高专注力，缓解疲劳。
- 有效锻炼手臂及大腿外侧肌肉群，预防局部脂肪堆积，令四肢更纤细。

重复次数
3次

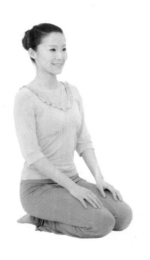

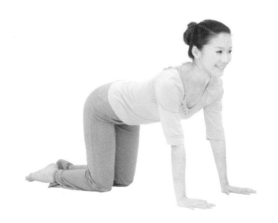

1. 取雷电坐姿，双手平放在两腿上，两眼平视前方，调匀呼吸。

2. 吸气，双臂带动上半身向前倾，双手撑地，手臂伸直，让整个身体呈四角状。

小贴士

练习时腰背要挺直，伸出的手臂和腿要与腰背始终在一条直线上。

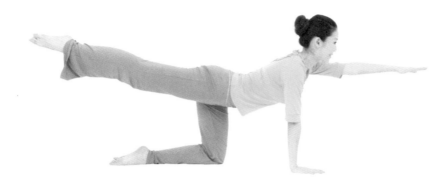

3. 吸气，保持右手及左腿不动，同时抬高左手及右腿，让左手和右腿尽量伸展，并与身体尽量呈一条直线。呼气，保持姿势10秒钟。

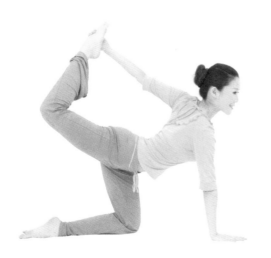

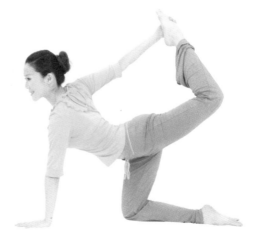

4. 向上弯曲右腿，并让左手去寻找右脚的脚背，抓牢，努力向上牵拉右腿，保持姿势30秒。

5. 放下左手及右脚，休息片刻后，换左腿和右手重复动作，保持姿势30秒。

战士三式

难易指数：★ ★ ★ ★ ★

- 提高身体平衡能力，有助于集中意识，帮助平复心绪，塑造良好的性格。
- 充分锻炼腿部和腰腹部，消除腰腹部及腿部多余脂肪。

重复次数
3次

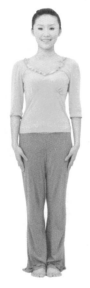

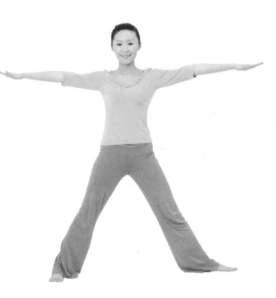

1. 山式站立，挺直腰背，双臂自然地垂放于身体两侧，眼睛平视前方。

2. 吸气，双腿分开约两肩宽，两臂向两侧打开至与肩同高，调整呼吸。

3. 呼气，右脚微微向外转，左脚稍稍内收，双手及上身向右侧转动，使得眼睛看向正右前方。

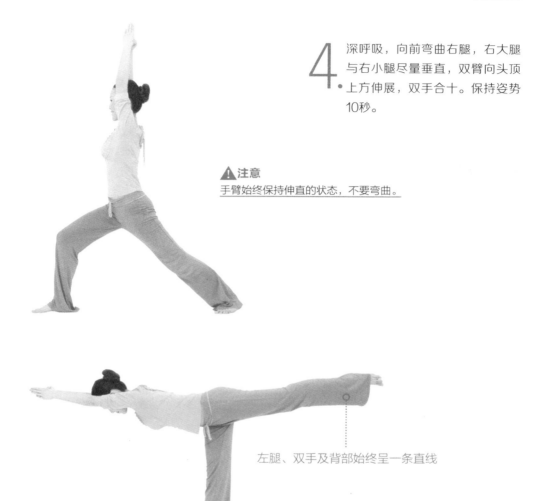

4. 深呼吸，向前弯曲右腿，右大腿与右小腿尽量垂直，双臂向头顶上方伸展，双手合十。保持姿势10秒。

⚠️**注意**
手臂始终保持伸直的状态，不要弯曲。

左腿、双手及背部始终呈一条直线

5. 缓慢抬高左腿，直起右腿，同时将上身向前弯曲，以右腿支撑全部身体的重量，靠上身和左腿保持身体平衡，左腿、双手及背部始终呈一条直线，保持姿势30秒。

小贴士

当一条腿抬起时，另一条腿需要支撑全身的重量。若站不稳，应马上停止动作，以免跌倒。

圣哲玛里琪第一式

难易指数：★★★★☆

/功 效/
/功 效/

- 滋养腹腔内脏，促进身体排毒，令人神清气爽，更有朝气。

- 消除背部多余脂肪，矫正驼背等不良现象，缓解腰酸背痛的症状。

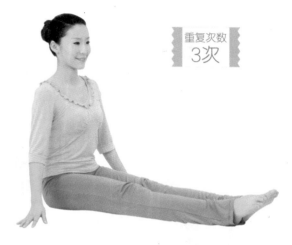

重复次数 3次

1 取山式坐姿，双腿伸直并拢，双臂自然垂放于身体两侧，眼睛平视前方。

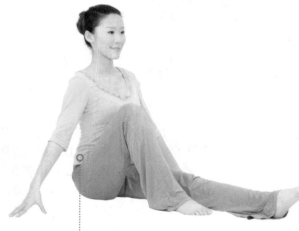

2 保持左腿伸直的姿势不动，将右腿弯曲，注意这个过程中脊柱要保持挺直。

挺直脊柱

小贴士

练习时腰背要保持挺直的状态，落在地面的腿尽量伸直。

双手在背后相握

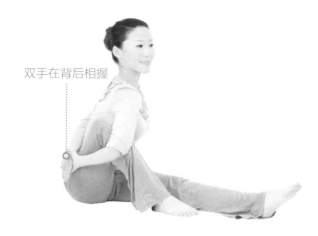

3. 微微向前弯曲身体，右手向后环绕住右膝盖，左手贴住后背，双手在背后相握。

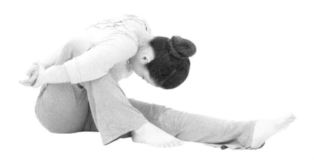

4. 吸气，以腰腹部为轴点，双手及双腿保持不动，将上半身向前弯曲至个人极限处，呼气，保持姿势20秒。

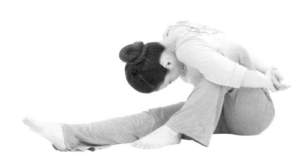

5. 松开右腿及双手，休息片刻后换另一侧重新练习，保持姿势20秒。之后回到常规坐姿休息。

半莲花单腿
背部伸展式

难易指数：★★★★☆

- 促进腰腹部血液循环，增强内脏功能，促进新陈代谢，清除体内的废物。
- 拉伸背部，美化身体曲线。

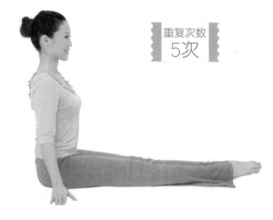

重复次数
5次

1. 取山式坐姿，双腿伸直并拢，双臂自然垂放于身体两侧，眼睛平视前方。

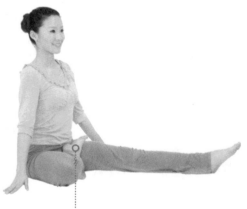

脚心尽量靠近腹部

2. 保持左腿伸直的姿势不变，右腿弯曲、膝盖贴住垫面，将右脚脚心放在左大腿根部，脚掌心朝上，脚心尽量靠近腹部，双手保持不动。

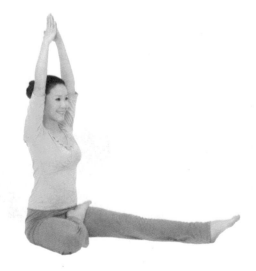

3. 吸气，将双臂向头顶上方伸展，双手在头顶上方合十，调整呼吸。

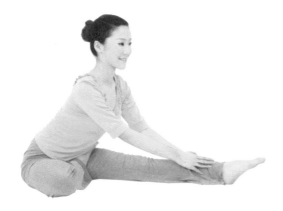

4. 呼气，以腰腹部为轴点，将上半身向前微微弯曲，双手扶住左小腿，挺直脊柱。

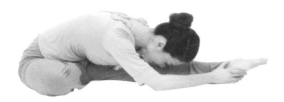

5. 深呼吸，继续向上向前挺直脊柱，同时将上半身继续向前弯曲，直至上半身完全贴住腿部为止。保持姿势30秒。

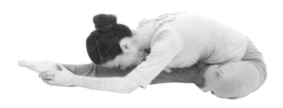

6. 放松腿部及上半身，换另一条腿重复练习，保持姿势30秒，之后回到常规坐姿休息。

小贴士

如果胸部和腹部无法完全贴向腿部，做到自己的极限即可，不要勉强。

啄地式

难易指数：★★★★☆

- 扩展胸腔，促进全身气血循环，增加身体各关节的灵活性。
- 滋养及按摩腹腔脏器，消除腹部区域多余脂肪，增强消化系统功能。

重复次数
8次

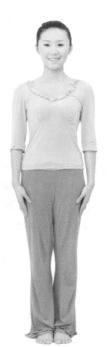

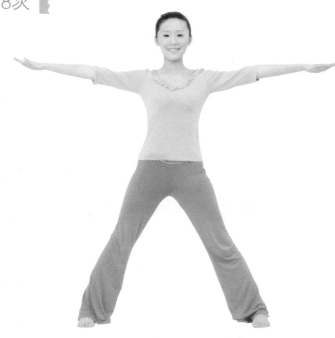

1. 山式站立，双臂自然垂于体侧，调整呼吸。

2. 将双脚分开到大约两肩宽的位置，腰背挺直站立，缓缓向两侧抬起双手，平举至与肩同高，眼睛保持平视前方。

小贴士

无论是山式站立还是俯身伸展时，背部都要保持挺直的状态，尤其在做步骤4时，不要为了俯身而驼背，同时手肘不要弯曲。

3. 吸气，向左前方弯曲左膝，然后让双手在背后十指相交。

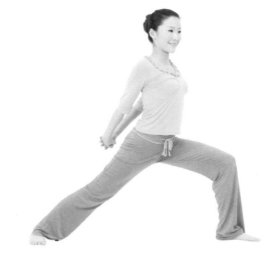

4. 呼气，将上半身向右前下方伸展，并用力向上伸展双臂，体会颈部、背部和大腿被拉伸的感觉，保持姿势30秒。

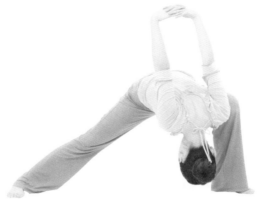

⚠️**注意**
手肘不要弯曲，让颈背得到充分拉伸。

5. 松开双手及双腿，休息片刻后，换另一侧腿弯曲，将上身向另一侧俯身折叠，保持姿势30秒后，按摩腹部休息。

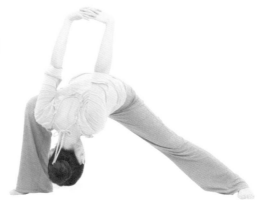

转躯触体式

难易指数：★★★★☆

- 增强有效减少腰腹部赘肉，按摩和挤压腹内器官，消化功能。
- 拉伸脊柱周围的肌肉群和腿部肌肉，提高身体的柔韧度。

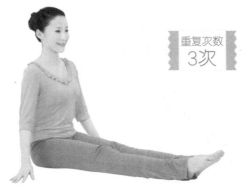

重复次数
3次

1. 腰背挺直坐在垫子上，双腿向前并拢伸直，双手放在身体两侧，指尖触地，眼睛平视前方，均匀呼吸。

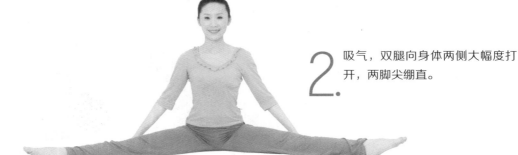

2. 吸气，双腿向身体两侧大幅度打开，两脚尖绷直。

双臂与肩同高

3. 呼气，双臂向两侧平举，与肩同高，感觉双手指尖向两端无限延伸。

腹部尽量贴近左大腿

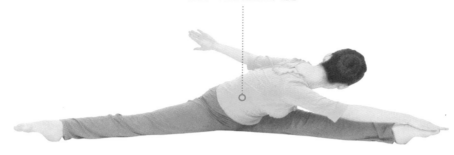

4. 吸气，上半身向左侧扭转，腹部尽量贴近左大腿，右手掌贴放在左脚背上，左臂向后伸直。

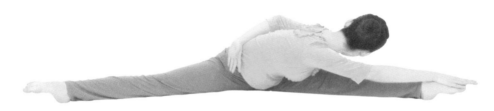

5. 呼气，弯曲左手肘，左手绕过背部，放在腰部，保持姿势20秒。

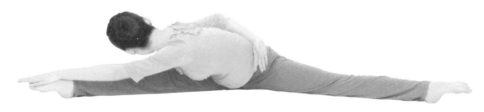

6. 慢慢直起上半身，收回双腿，恢复初始姿势。休息片刻后，换另一侧重复动作。

小贴士

女性经期不宜练习此动作。

犁式

难易程度：★ ★ ★ ☆ ☆

重复次数
3次

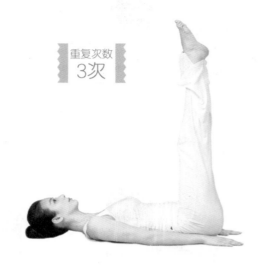

- 有益于肝脏、肾脏、脾脏、胰脏、内分泌腺体和生殖器官的健康。

- 能刺激腹部脏器，起到改善便秘的作用。

- 有助于改善头痛、胃胀气、痔疮、牙痛、粉刺、糖尿病、月经不调等病症。

1. 取平直仰卧的姿势，双手放于身体两侧，掌心朝下，做3~5个呼吸放松。保持双腿并拢，双膝伸直，手掌用力按压地板，收缩腹部肌肉，使双腿离开地面向上举起，双腿与躯干呈直角。

2. 将双腿朝后伸展，直至双脚伸过头部后方，臀部和下背部应离开地面，双手轻轻托住臀部。

3. 双腿继续向后伸，并向下降，脚趾触碰地面，弯曲手肘，用上臂来支撑躯体的重量，双手扶住腰部，指尖朝上。保持5~10个呼吸后，将双手收回身体两侧，双腿伸直，慢慢展开身体，直到臀部放回到地面。

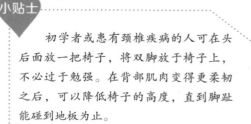

小贴士

初学者或患有颈椎疾病的人可在头后面放一把椅子，将双脚放于椅子上，不必过于勉强。在背部肌肉变得更柔韧之后，可以降低椅子的高度，直到脚趾能碰到地板为止。

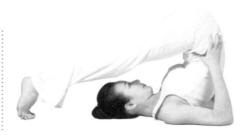

喇叭狗扭转式

难易程度：★ ★ ★ ★ ☆

/功 效/

- 使腰腹部的肌肉得到充分拉伸，有助于促进腰腹部血液循环，减少腰部赘肉。
- 按摩腹部脏器，帮助改善消化系统。
- 促进全身血液循环，减少头痛等症状。
- 有效锻炼背部、臀部肌肉。
- 有助于减少双臂的赘肉，美化双臂线条。

重复次数
4次

1. 站立，身体张开呈"大"字状，双臂侧平举，保持与地面平行，眼睛平视前方。

小贴士

初学者如果腰部柔韧度不够好，可以将双手放在双腿两侧的地面来练习扭转的动作。

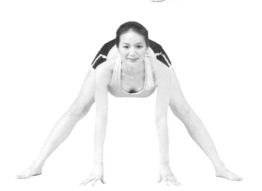

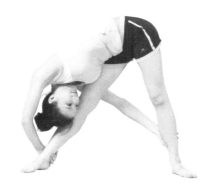

2. 呼气，上身向前弯曲，将手掌放于两脚之间的地面上。

3. 上身朝右扭转，右手从身体后侧绕过并抓住左小腿，左手抓住右脚踝。保持姿势数秒钟后恢复至初始姿势，再换另一侧练习。